THIS PLANNER BELONGS TO

_____

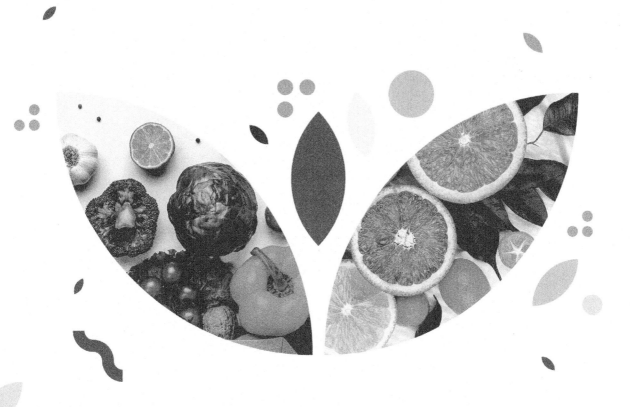

Copyright 2021

DAILY ACTION PLANNER
BON APPETIT !

DATE: _____

| M | T | W | T | F | S | S |

TO DO LIST

- _____
- _____
- _____
- _____
- _____
- _____
- _____
- _____
- _____
- _____

MUST GET DONE

01 _____
02 _____
03 _____

APPOINTMENTS

TIME	ADDITIONAL INFO
_____	_____
_____	_____
_____	_____
_____	_____

WATER INTAKE

COLOUR IN EVERY GLASS TAKEN

BRAIN DUMP
EMPTY IT ALL OUT

BREAKFAST

LUNCH

DINNER

HEALTH
PICK OUT YOUR 5 A DAY

01 _____ ☐
02 _____ ☐
03 _____ ☐
04 _____ ☐
05 _____ ☐

HABIT TRACKER

- _____
- _____
- _____
- _____
- _____

NOTE

_____
_____
_____
_____
_____

DAILY ACTION PLANNER
BON APPETIT !

DATE: _____

M	T	W	T	F	S	S

TO DO LIST

- ○ _____
- ○ _____
- ○ _____
- ○ _____
- ○ _____
- ○ _____
- ○ _____
- ○ _____
- ○ _____

MUST GET DONE

01 _____
02 _____
03 _____

APPOINTMENTS

TIME	ADDITIONAL INFO
_____	_____
_____	_____
_____	_____
_____	_____

WATER INTAKE

COLOUR IN EVERY GLASS TAKEN

BREAKFAST

BRAIN DUMP
EMPTY IT ALL OUT

LUNCH

DINNER

HEALTH
PICK OUT YOUR 5 A DAY

01 _____ ☐
02 _____ ☐
03 _____ ☐
04 _____ ☐
05 _____ ☐

HABIT TRACKER

- • _____
- • _____
- • _____
- • _____
- • _____

NOTE

_____
_____
_____
_____
_____

DAILY ACTION PLANNER
BON APPETIT !

DATE: _____

M	T	W	T	F	S	S

TO DO LIST

- _____
- _____
- _____
- _____
- _____
- _____
- _____
- _____
- _____
- _____

MUST GET DONE

01 _____
02 _____
03 _____

APPOINTMENTS

TIME	ADDITIONAL INFO
_____	_____
_____	_____
_____	_____
_____	_____

WATER INTAKE

COLOUR IN EVERY GLASS TAKEN

BRAIN DUMP
EMPTY IT ALL OUT

BREAKFAST

LUNCH

DINNER

HEALTH
PICK OUT YOUR 5 A DAY

01 _____ ☐
02 _____ ☐
03 _____ ☐
04 _____ ☐
05 _____ ☐

HABIT TRACKER

- _____
- _____
- _____
- _____
- _____

NOTE

_____
_____
_____
_____
_____

DAILY ACTION PLANNER
BON APPETIT !

DATE: _____

M	T	W	T	F	S	S

TO DO LIST

- _____
- _____
- _____
- _____
- _____
- _____
- _____
- _____
- _____
- _____

MUST GET DONE

01 _____
02 _____
03 _____

APPOINTMENTS

TIME	ADDITIONAL INFO
_____	_____
_____	_____
_____	_____
_____	_____

WATER INTAKE

COLOUR IN EVERY GLASS TAKEN

BRAIN DUMP
EMPTY IT ALL OUT

BREAKFAST

LUNCH

DINNER

HEALTH
PICK OUT YOUR 5 A DAY

01 _____ ☐
02 _____ ☐
03 _____ ☐
04 _____ ☐
05 _____ ☐

HABIT TRACKER

- _____
- _____
- _____
- _____
- _____

NOTE

_____
_____
_____
_____
_____

DAILY ACTION PLANNER
BON APPETIT !

DATE: _____

M	T	W	T	F	S	S

TO DO LIST

- _____
- _____
- _____
- _____
- _____
- _____
- _____
- _____
- _____
- _____

MUST GET DONE

01 _____
02 _____
03 _____

APPOINTMENTS

TIME	ADDITIONAL INFO
____	_____
____	_____
____	_____
____	_____

WATER INTAKE

COLOUR IN EVERY GLASS TAKEN

BREAKFAST

BRAIN DUMP
EMPTY IT ALL OUT

LUNCH

DINNER

HEALTH
PICK OUT YOUR 5 A DAY

01 _____ ☐
02 _____ ☐
03 _____ ☐
04 _____ ☐
05 _____ ☐

HABIT TRACKER

- _____
- _____
- _____
- _____
- _____

NOTE

_____
_____
_____
_____
_____

DAILY ACTION PLANNER
BON APPETIT !

DATE: _____

M	T	W	T	F	S	S

TO DO LIST

- _____
- _____
- _____
- _____
- _____
- _____
- _____
- _____
- _____
- _____

MUST GET DONE

01 _____
02 _____
03 _____

APPOINTMENTS

TIME	ADDITIONAL INFO
_____	_____
_____	_____
_____	_____
_____	_____

WATER INTAKE

COLOUR IN EVERY GLASS TAKEN

BREAKFAST

BRAIN DUMP
EMPTY IT ALL OUT

LUNCH

DINNER

HEALTH
PICK OUT YOUR 5 A DAY

01 _____ ☐
02 _____ ☐
03 _____ ☐
04 _____ ☐
05 _____ ☐

HABIT TRACKER

- _____
- _____
- _____
- _____
- _____

NOTE

_____
_____
_____
_____
_____

DAILY ACTION PLANNER
BON APPETIT !

DATE: _____

| M | T | W | T | F | S | S |

TO DO LIST

- _____
- _____
- _____
- _____
- _____
- _____
- _____
- _____
- _____
- _____

MUST GET DONE

01 _____
02 _____
03 _____

APPOINTMENTS

TIME	ADDITIONAL INFO
_____	_____
_____	_____
_____	_____
_____	_____

WATER INTAKE

COLOUR IN EVERY GLASS TAKEN

BRAIN DUMP
EMPTY IT ALL OUT

BREAKFAST

LUNCH

DINNER

HEALTH
PICK OUT YOUR 5 A DAY

01 _____ ☐
02 _____ ☐
03 _____ ☐
04 _____ ☐
05 _____ ☐

HABIT TRACKER

- _____
- _____
- _____
- _____
- _____

NOTE

_____
_____
_____
_____
_____

DAILY ACTION PLANNER
BON APPETIT !

DATE: _____

M	T	W	T	F	S	S

TO DO LIST

- _____
- _____
- _____
- _____
- _____
- _____
- _____
- _____
- _____
- _____

MUST GET DONE

01 _____
02 _____
03 _____

APPOINTMENTS

TIME	ADDITIONAL INFO
_____	_____
_____	_____
_____	_____
_____	_____

WATER INTAKE

COLOUR IN EVERY GLASS TAKEN

BRAIN DUMP
EMPTY IT ALL OUT

BREAKFAST

LUNCH

DINNER

HEALTH
PICK OUT YOUR 5 A DAY

01 _____ ☐
02 _____ ☐
03 _____ ☐
04 _____ ☐
05 _____ ☐

HABIT TRACKER

- _____
- _____
- _____
- _____
- _____

NOTE

_____
_____
_____
_____
_____

DAILY ACTION PLANNER
BON APPETIT !

DATE:_____

M	T	W	T	F	S	S

TO DO LIST

- _____
- _____
- _____
- _____
- _____
- _____
- _____
- _____
- _____
- _____

MUST GET DONE

01 _____
02 _____
03 _____

APPOINTMENTS

TIME	ADDITIONAL INFO
_____	_____
_____	_____
_____	_____
_____	_____

WATER INTAKE

COLOUR IN EVERY GLASS TAKEN

BRAIN DUMP
EMPTY IT ALL OUT

BREAKFAST

LUNCH

DINNER

HEALTH
PICK OUT YOUR 5 A DAY

01 _____ ☐
02 _____ ☐
03 _____ ☐
04 _____ ☐
05 _____ ☐

HABIT TRACKER

- _____
- _____
- _____
- _____
- _____

NOTE

_____
_____
_____
_____
_____

DAILY ACTION PLANNER
BON APPETIT !

DATE:_____

M	T	W	T	F	S	S

TO DO LIST

- _____
- _____
- _____
- _____
- _____
- _____
- _____
- _____
- _____
- _____

MUST GET DONE

01 _____
02 _____
03 _____

APPOINTMENTS

TIME	ADDITIONAL INFO
_____	_____
_____	_____
_____	_____
_____	_____

WATER INTAKE

COLOUR IN EVERY GLASS TAKEN

BREAKFAST

BRAIN DUMP
EMPTY IT ALL OUT

LUNCH

DINNER

HEALTH
PICK OUT YOUR 5 A DAY

01 _____ ☐
02 _____ ☐
03 _____ ☐
04 _____ ☐
05 _____ ☐

HABIT TRACKER

- _____
- _____
- _____
- _____
- _____

NOTE

_____
_____
_____
_____
_____

DAILY ACTION PLANNER
BON APPETIT !

DATE: _____

| M | T | W | T | F | S | S |

TO DO LIST

- _____
- _____
- _____
- _____
- _____
- _____
- _____
- _____
- _____
- _____

MUST GET DONE

01 _____
02 _____
03 _____

APPOINTMENTS

TIME	ADDITIONAL INFO
_____	_____
_____	_____
_____	_____
_____	_____

WATER INTAKE

COLOUR IN EVERY GLASS TAKEN

BREAKFAST

BRAIN DUMP
EMPTY IT ALL OUT

LUNCH

DINNER

HEALTH
PICK OUT YOUR 5 A DAY

01 _____ ☐
02 _____ ☐
03 _____ ☐
04 _____ ☐
05 _____ ☐

HABIT TRACKER

- _____
- _____
- _____
- _____
- _____

NOTE

_____
_____
_____
_____
_____

DAILY ACTION PLANNER
BON APPETIT !

DATE:_____

| M | T | W | T | F | S | S |

TO DO LIST

- ○ _____
- ○ _____
- ○ _____
- ○ _____
- ○ _____
- ○ _____
- ○ _____
- ○ _____
- ○ _____
- ○ _____

MUST GET DONE

01 _____
02 _____
03 _____

APPOINTMENTS

TIME	ADDITIONAL INFO
_____	_____
_____	_____
_____	_____
_____	_____
_____	_____

WATER INTAKE

COLOUR IN EVERY GLASS TAKEN

BRAIN DUMP
EMPTY IT ALL OUT

BREAKFAST

LUNCH

DINNER

HEALTH
PICK OUT YOUR 5 A DAY

01 _____ ☐
02 _____ ☐
03 _____ ☐
04 _____ ☐
05 _____ ☐

HABIT TRACKER

- ● _____
- ● _____
- ● _____
- ● _____
- ● _____

NOTE

_____
_____
_____
_____
_____

DAILY ACTION PLANNER
BON APPETIT !

DATE: _____

M	T	W	T	F	S	S

TO DO LIST

- _____
- _____
- _____
- _____
- _____
- _____
- _____
- _____
- _____
- _____

MUST GET DONE

01 _____
02 _____
03 _____

APPOINTMENTS

TIME	ADDITIONAL INFO
_____	_____
_____	_____
_____	_____
_____	_____
_____	_____

WATER INTAKE

COLOUR IN EVERY GLASS TAKEN

BREAKFAST

BRAIN DUMP
EMPTY IT ALL OUT

LUNCH

DINNER

HEALTH
PICK OUT YOUR 5 A DAY

01 _____ ☐
02 _____ ☐
03 _____ ☐
04 _____ ☐
05 _____ ☐

HABIT TRACKER

- _____
- _____
- _____
- _____
- _____

NOTE

_____
_____
_____
_____
_____

DAILY ACTION PLANNER
BON APPETIT !

DATE:_____

M	T	W	T	F	S	S

TO DO LIST

- _____
- _____
- _____
- _____
- _____
- _____
- _____
- _____
- _____
- _____

MUST GET DONE

01 _____
02 _____
03 _____

APPOINTMENTS

TIME	ADDITIONAL INFO
_____	_____
_____	_____
_____	_____
_____	_____

WATER INTAKE

COLOUR IN EVERY GLASS TAKEN

BREAKFAST

BRAIN DUMP
EMPTY IT ALL OUT

LUNCH

DINNER

HEALTH
PICK OUT YOUR 5 A DAY

01 _____ ☐
02 _____ ☐
03 _____ ☐
04 _____ ☐
05 _____ ☐

HABIT TRACKER

- _____
- _____
- _____
- _____
- _____

NOTE

_____
_____
_____
_____

DAILY ACTION PLANNER
BON APPETIT !

DATE:_____

M	T	W	T	F	S	S

TO DO LIST

- _____
- _____
- _____
- _____
- _____
- _____
- _____
- _____
- _____
- _____

MUST GET DONE

01 _____
02 _____
03 _____

APPOINTMENTS

TIME	ADDITIONAL INFO
_____	_____
_____	_____
_____	_____
_____	_____

WATER INTAKE

COLOUR IN EVERY GLASS TAKEN

BRAIN DUMP
EMPTY IT ALL OUT

BREAKFAST

LUNCH

DINNER

HEALTH
PICK OUT YOUR 5 A DAY

01 _____ ☐
02 _____ ☐
03 _____ ☐
04 _____ ☐
05 _____ ☐

HABIT TRACKER

- _____
- _____
- _____
- _____
- _____

NOTE

_____
_____
_____
_____
_____

DAILY ACTION PLANNER
BON APPETIT !

DATE:_____

M	T	W	T	F	S	S

TO DO LIST

- _____
- _____
- _____
- _____
- _____
- _____
- _____
- _____
- _____
- _____

MUST GET DONE

01 _____
02 _____
03 _____

APPOINTMENTS

TIME	ADDITIONAL INFO
_____	_____
_____	_____
_____	_____
_____	_____

WATER INTAKE

COLOUR IN EVERY GLASS TAKEN

BREAKFAST

BRAIN DUMP
EMPTY IT ALL OUT

LUNCH

DINNER

HEALTH
PICK OUT YOUR 5 A DAY

01 _____ ☐
02 _____ ☐
03 _____ ☐
04 _____ ☐
05 _____ ☐

HABIT TRACKER

- _____
- _____
- _____
- _____
- _____

NOTE

_____
_____
_____
_____
_____

DAILY ACTION PLANNER
BON APPETIT !

DATE: _____

| M | T | W | T | F | S | S |

TO DO LIST

- _____
- _____
- _____
- _____
- _____
- _____
- _____
- _____
- _____
- _____

MUST GET DONE

01 _____
02 _____
03 _____

APPOINTMENTS

TIME	ADDITIONAL INFO
_____	_____
_____	_____
_____	_____
_____	_____

WATER INTAKE

COLOUR IN EVERY GLASS TAKEN

BRAIN DUMP
EMPTY IT ALL OUT

BREAKFAST

LUNCH

DINNER

HEALTH
PICK OUT YOUR 5 A DAY

01 _____ ☐
02 _____ ☐
03 _____ ☐
04 _____ ☐
05 _____ ☐

HABIT TRACKER

- _____
- _____
- _____
- _____
- _____

NOTE

_____
_____
_____
_____
_____

DAILY ACTION PLANNER
BON APPETIT !

DATE:_____

| M | T | W | T | F | S | S |

TO DO LIST

- ○ _____
- ○ _____
- ○ _____
- ○ _____
- ○ _____
- ○ _____
- ○ _____
- ○ _____
- ○ _____
- ○ _____

MUST GET DONE

01 _____
02 _____
03 _____

APPOINTMENTS

TIME	ADDITIONAL INFO
_____	_____
_____	_____
_____	_____
_____	_____

WATER INTAKE

COLOUR IN EVERY GLASS TAKEN

BRAIN DUMP
EMPTY IT ALL OUT

BREAKFAST

LUNCH

DINNER

HEALTH
PICK OUT YOUR 5 A DAY

01 _____ ☐
02 _____ ☐
03 _____ ☐
04 _____ ☐
05 _____ ☐

HABIT TRACKER

- ● _____
- ● _____
- ● _____
- ● _____
- ● _____

NOTE

_____
_____
_____
_____
_____

DAILY ACTION PLANNER
BON APPETIT !

DATE:_____

| M | T | W | T | F | S | S |

TO DO LIST

- _____
- _____
- _____
- _____
- _____
- _____
- _____
- _____
- _____
- _____

MUST GET DONE

01 _____
02 _____
03 _____

APPOINTMENTS

TIME	ADDITIONAL INFO
_____	_____
_____	_____
_____	_____
_____	_____

WATER INTAKE

COLOUR IN EVERY GLASS TAKEN

BREAKFAST

BRAIN DUMP
EMPTY IT ALL OUT

LUNCH

DINNER

HEALTH
PICK OUT YOUR 5 A DAY

01 _____ ☐
02 _____ ☐
03 _____ ☐
04 _____ ☐
05 _____ ☐

HABIT TRACKER

- _____
- _____
- _____
- _____
- _____

NOTE

_____
_____
_____
_____
_____

DAILY ACTION PLANNER
BON APPETIT !

DATE: _____

| M | T | W | T | F | S | S |

TO DO LIST

- ○ _____
- ○ _____
- ○ _____
- ○ _____
- ○ _____
- ○ _____
- ○ _____
- ○ _____
- ○ _____
- ○ _____

MUST GET DONE

01 _____
02 _____
03 _____

APPOINTMENTS

TIME	ADDITIONAL INFO
_____	_____
_____	_____
_____	_____
_____	_____

WATER INTAKE

COLOUR IN EVERY GLASS TAKEN

BREAKFAST

BRAIN DUMP
EMPTY IT ALL OUT

LUNCH

DINNER

HEALTH
PICK OUT YOUR 5 A DAY

01 _____ ☐
02 _____ ☐
03 _____ ☐
04 _____ ☐
05 _____ ☐

HABIT TRACKER

- • _____
- • _____
- • _____
- • _____
- • _____

NOTE

_____
_____
_____
_____
_____

DAILY ACTION PLANNER
BON APPETIT !

DATE:_____

M	T	W	T	F	S	S

TO DO LIST

- _____
- _____
- _____
- _____
- _____
- _____
- _____
- _____
- _____
- _____

MUST GET DONE

01 _____
02 _____
03 _____

APPOINTMENTS

TIME	ADDITIONAL INFO
_____	_____
_____	_____
_____	_____
_____	_____

WATER INTAKE

COLOUR IN EVERY GLASS TAKEN

BREAKFAST

BRAIN DUMP
EMPTY IT ALL OUT

LUNCH

DINNER

HEALTH
PICK OUT YOUR 5 A DAY

01 _____ ☐
02 _____ ☐
03 _____ ☐
04 _____ ☐
05 _____ ☐

HABIT TRACKER

- _____
- _____
- _____
- _____
- _____

NOTE

_____
_____
_____
_____
_____

DAILY ACTION PLANNER
BON APPETIT !

DATE: _____

M	T	W	T	F	S	S

TO DO LIST

- _____
- _____
- _____
- _____
- _____
- _____
- _____
- _____
- _____
- _____

MUST GET DONE

01 _____
02 _____
03 _____

APPOINTMENTS

TIME	ADDITIONAL INFO
_____	_____
_____	_____
_____	_____
_____	_____

WATER INTAKE

COLOUR IN EVERY GLASS TAKEN

BREAKFAST

BRAIN DUMP
EMPTY IT ALL OUT

LUNCH

DINNER

HEALTH
PICK OUT YOUR 5 A DAY

01 _____ ☐
02 _____ ☐
03 _____ ☐
04 _____ ☐
05 _____ ☐

HABIT TRACKER

- _____
- _____
- _____
- _____
- _____

NOTE

_____
_____
_____
_____
_____

DAILY ACTION PLANNER
BON APPETIT !

DATE: _____

| M | T | W | T | F | S | S |

TO DO LIST

- _____
- _____
- _____
- _____
- _____
- _____
- _____
- _____
- _____
- _____

MUST GET DONE

01 _____
02 _____
03 _____

APPOINTMENTS

TIME	ADDITIONAL INFO
_____	_____
_____	_____
_____	_____
_____	_____

WATER INTAKE

COLOUR IN EVERY GLASS TAKEN

BREAKFAST

BRAIN DUMP
EMPTY IT ALL OUT

LUNCH

DINNER

HEALTH
PICK OUT YOUR 5 A DAY

01 _____ ☐
02 _____ ☐
03 _____ ☐
04 _____ ☐
05 _____ ☐

HABIT TRACKER

- _____
- _____
- _____
- _____
- _____

NOTE

_____
_____
_____
_____
_____

DAILY ACTION PLANNER
BON APPETIT !

DATE: _____

M	T	W	T	F	S	S

TO DO LIST

- ○ _____
- ○ _____
- ○ _____
- ○ _____
- ○ _____
- ○ _____
- ○ _____
- ○ _____
- ○ _____
- ○ _____

MUST GET DONE

01 _____
02 _____
03 _____

APPOINTMENTS

TIME	ADDITIONAL INFO
_____	_____
_____	_____
_____	_____
_____	_____

WATER INTAKE

COLOUR IN EVERY GLASS TAKEN

BREAKFAST

BRAIN DUMP
EMPTY IT ALL OUT

LUNCH

DINNER

HEALTH
PICK OUT YOUR 5 A DAY

01 _____ ☐
02 _____ ☐
03 _____ ☐
04 _____ ☐
05 _____ ☐

HABIT TRACKER

- • _____
- • _____
- • _____
- • _____
- • _____

NOTE

_____
_____
_____
_____
_____
_____

DAILY ACTION PLANNER
BON APPETIT !

DATE: _____

| M | T | W | T | F | S | S |

TO DO LIST

- _____
- _____
- _____
- _____
- _____
- _____
- _____
- _____
- _____
- _____

MUST GET DONE

01 _____
02 _____
03 _____

APPOINTMENTS

TIME	ADDITIONAL INFO
_____	_____
_____	_____
_____	_____
_____	_____

WATER INTAKE

COLOUR IN EVERY GLASS TAKEN

BRAIN DUMP
EMPTY IT ALL OUT

BREAKFAST

LUNCH

DINNER

HEALTH
PICK OUT YOUR 5 A DAY

01 _____ ☐
02 _____ ☐
03 _____ ☐
04 _____ ☐
05 _____ ☐

HABIT TRACKER

- _____
- _____
- _____
- _____
- _____

NOTE

_____
_____
_____
_____
_____

DAILY ACTION PLANNER
BON APPETIT !

DATE: _____

M	T	W	T	F	S	S

TO DO LIST

- _____
- _____
- _____
- _____
- _____
- _____
- _____
- _____
- _____
- _____

MUST GET DONE

01 _____
02 _____
03 _____

APPOINTMENTS

TIME	ADDITIONAL INFO
_____	_____
_____	_____
_____	_____
_____	_____

WATER INTAKE

COLOUR IN EVERY GLASS TAKEN

BRAIN DUMP
EMPTY IT ALL OUT

BREAKFAST

LUNCH

DINNER

HEALTH
PICK OUT YOUR 5 A DAY

01 _____ ☐
02 _____ ☐
03 _____ ☐
04 _____ ☐
05 _____ ☐

HABIT TRACKER

- _____
- _____
- _____
- _____
- _____

NOTE

_____
_____
_____
_____
_____

DAILY ACTION PLANNER
BON APPETIT !

DATE: _____

M	T	W	T	F	S	S

TO DO LIST

- _____
- _____
- _____
- _____
- _____
- _____
- _____
- _____
- _____
- _____

MUST GET DONE

01 _____
02 _____
03 _____

APPOINTMENTS

TIME	ADDITIONAL INFO
_____	_____
_____	_____
_____	_____
_____	_____

WATER INTAKE

COLOUR IN EVERY GLASS TAKEN

BREAKFAST

BRAIN DUMP
EMPTY IT ALL OUT

LUNCH

DINNER

HEALTH
PICK OUT YOUR 5 A DAY

01 _____ ☐
02 _____ ☐
03 _____ ☐
04 _____ ☐
05 _____ ☐

HABIT TRACKER

- _____
- _____
- _____
- _____
- _____

NOTE

_____
_____
_____
_____
_____

DAILY ACTION PLANNER
BON APPETIT !

DATE: _____

| M | T | W | T | F | S | S |

TO DO LIST

- ○ _____
- ○ _____
- ○ _____
- ○ _____
- ○ _____
- ○ _____
- ○ _____
- ○ _____
- ○ _____
- ○ _____

MUST GET DONE

01 _____
02 _____
03 _____

APPOINTMENTS

TIME	ADDITIONAL INFO
_____	_____
_____	_____
_____	_____
_____	_____

WATER INTAKE

COLOUR IN EVERY GLASS TAKEN

BRAIN DUMP
EMPTY IT ALL OUT

BREAKFAST

LUNCH

DINNER

HEALTH
PICK OUT YOUR 5 A DAY

01 _____ ☐
02 _____ ☐
03 _____ ☐
04 _____ ☐
05 _____ ☐

HABIT TRACKER

- • _____
- • _____
- • _____
- • _____
- • _____

NOTE

_____
_____
_____
_____

DAILY ACTION PLANNER
BON APPETIT !

DATE: _____

| M | T | W | T | F | S | S |

TO DO LIST

- _____
- _____
- _____
- _____
- _____
- _____
- _____
- _____
- _____
- _____

MUST GET DONE

01 _____
02 _____
03 _____

APPOINTMENTS

TIME	ADDITIONAL INFO
_____	_____
_____	_____
_____	_____
_____	_____

WATER INTAKE

COLOUR IN EVERY GLASS TAKEN

BREAKFAST

BRAIN DUMP
EMPTY IT ALL OUT

LUNCH

DINNER

HEALTH
PICK OUT YOUR 5 A DAY

01 _____ ☐
02 _____ ☐
03 _____ ☐
04 _____ ☐
05 _____ ☐

HABIT TRACKER

- _____
- _____
- _____
- _____
- _____

NOTE

_____
_____
_____
_____
_____

DAILY ACTION PLANNER
BON APPETIT !

DATE: _____

M	T	W	T	F	S	S

TO DO LIST

○ _____
○ _____
○ _____
○ _____
○ _____
○ _____
○ _____
○ _____
○ _____
○ _____

MUST GET DONE

01 _____
02 _____
03 _____

APPOINTMENTS

TIME	ADDITIONAL INFO
_____	_____
_____	_____
_____	_____
_____	_____

WATER INTAKE

COLOUR IN EVERY GLASS TAKEN

BRAIN DUMP
EMPTY IT ALL OUT

BREAKFAST

LUNCH

DINNER

HEALTH
PICK OUT YOUR 5 A DAY

01 _____ ☐
02 _____ ☐
03 _____ ☐
04 _____ ☐
05 _____ ☐

HABIT TRACKER

● _____
● _____
● _____
● _____
● _____

NOTE

_____
_____
_____
_____
_____

DAILY ACTION PLANNER
BON APPETIT !

DATE: _____

| M | T | W | T | F | S | S |

TO DO LIST

- _____
- _____
- _____
- _____
- _____
- _____
- _____
- _____
- _____
- _____

MUST GET DONE

01 _____
02 _____
03 _____

APPOINTMENTS

TIME	ADDITIONAL INFO
_____	_____
_____	_____
_____	_____
_____	_____
_____	_____

WATER INTAKE

COLOUR IN EVERY GLASS TAKEN

BREAKFAST

BRAIN DUMP
EMPTY IT ALL OUT

LUNCH

DINNER

HEALTH
PICK OUT YOUR 5 A DAY

01 _____ ☐
02 _____ ☐
03 _____ ☐
04 _____ ☐
05 _____ ☐

HABIT TRACKER

- _____
- _____
- _____
- _____
- _____

NOTE

_____
_____
_____
_____
_____

DAILY ACTION PLANNER
BON APPETIT !

DATE: _____

| M | T | W | T | F | S | S |

TO DO LIST

- _____
- _____
- _____
- _____
- _____
- _____
- _____
- _____
- _____
- _____

MUST GET DONE

01 _____
02 _____
03 _____

APPOINTMENTS

TIME	ADDITIONAL INFO
_____	_____
_____	_____
_____	_____
_____	_____

WATER INTAKE

COLOUR IN EVERY GLASS TAKEN

BRAIN DUMP
EMPTY IT ALL OUT

BREAKFAST

LUNCH

DINNER

HEALTH
PICK OUT YOUR 5 A DAY

01 _____ ☐
02 _____ ☐
03 _____ ☐
04 _____ ☐
05 _____ ☐

HABIT TRACKER

- _____
- _____
- _____
- _____
- _____

NOTE

_____
_____
_____
_____

DAILY ACTION PLANNER
BON APPETIT !

DATE: _____

| M | T | W | T | F | S | S |

TO DO LIST

- _____
- _____
- _____
- _____
- _____
- _____
- _____
- _____
- _____
- _____

MUST GET DONE

01 _____
02 _____
03 _____

APPOINTMENTS

TIME	ADDITIONAL INFO
_____	_____
_____	_____
_____	_____
_____	_____

WATER INTAKE

COLOUR IN EVERY GLASS TAKEN

BREAKFAST

BRAIN DUMP
EMPTY IT ALL OUT

LUNCH

DINNER

HEALTH
PICK OUT YOUR 5 A DAY

01 _____ ☐
02 _____ ☐
03 _____ ☐
04 _____ ☐
05 _____ ☐

HABIT TRACKER

- _____
- _____
- _____
- _____
- _____

NOTE

_____
_____
_____
_____
_____

DAILY ACTION PLANNER
BON APPETIT !

DATE: _____

| M | T | W | T | F | S | S |

TO DO LIST

- _____
- _____
- _____
- _____
- _____
- _____
- _____
- _____
- _____
- _____

MUST GET DONE

01 _____
02 _____
03 _____

APPOINTMENTS

TIME	ADDITIONAL INFO
_____	_____
_____	_____
_____	_____
_____	_____

WATER INTAKE

COLOUR IN EVERY GLASS TAKEN

BRAIN DUMP
EMPTY IT ALL OUT

BREAKFAST

LUNCH

DINNER

HEALTH
PICK OUT YOUR 5 A DAY

01 _____ ☐
02 _____ ☐
03 _____ ☐
04 _____ ☐
05 _____ ☐

HABIT TRACKER

- _____
- _____
- _____
- _____
- _____

NOTE

_____
_____
_____
_____

DAILY ACTION PLANNER
BON APPETIT !

DATE: _____

| M | T | W | T | F | S | S |

TO DO LIST

- _____
- _____
- _____
- _____
- _____
- _____
- _____
- _____
- _____
- _____

MUST GET DONE

01 _____
02 _____
03 _____

APPOINTMENTS

TIME	ADDITIONAL INFO
_____	_____
_____	_____
_____	_____
_____	_____

WATER INTAKE

COLOUR IN EVERY GLASS TAKEN

BREAKFAST

BRAIN DUMP
EMPTY IT ALL OUT

LUNCH

DINNER

HEALTH
PICK OUT YOUR 5 A DAY

01 _____ ☐
02 _____ ☐
03 _____ ☐
04 _____ ☐
05 _____ ☐

HABIT TRACKER

- _____
- _____
- _____
- _____
- _____

NOTE

_____
_____
_____
_____
_____

DAILY ACTION PLANNER
BON APPETIT !

DATE:_____

M	T	W	T	F	S	S

TO DO LIST

○ _____
○ _____
○ _____
○ _____
○ _____
○ _____
○ _____
○ _____
○ _____
○ _____

MUST GET DONE

01 _____
02 _____
03 _____

APPOINTMENTS

TIME	ADDITIONAL INFO
_____	_____
_____	_____
_____	_____
_____	_____

WATER INTAKE

◇ ◇ ◇ ◇ ◇ ◇ ◇ ◇

COLOUR IN EVERY GLASS TAKEN

BRAIN DUMP
EMPTY IT ALL OUT

BREAKFAST

LUNCH

DINNER

HEALTH
PICK OUT YOUR 5 A DAY

01 _____ ☐
02 _____ ☐
03 _____ ☐
04 _____ ☐
05 _____ ☐

HABIT TRACKER

○ _____
○ _____
○ _____
○ _____
○ _____

NOTE

_____
_____
_____
_____

DAILY ACTION PLANNER
BON APPETIT !

DATE: _____

M	T	W	T	F	S	S

TO DO LIST

- _____
- _____
- _____
- _____
- _____
- _____
- _____
- _____
- _____
- _____

MUST GET DONE

01 _____
02 _____
03 _____

APPOINTMENTS

TIME	ADDITIONAL INFO
_____	_____
_____	_____
_____	_____
_____	_____

WATER INTAKE

COLOUR IN EVERY GLASS TAKEN

BREAKFAST

BRAIN DUMP
EMPTY IT ALL OUT

LUNCH

DINNER

HEALTH
PICK OUT YOUR 5 A DAY

01 _____ ☐
02 _____ ☐
03 _____ ☐
04 _____ ☐
05 _____ ☐

HABIT TRACKER

- _____
- _____
- _____
- _____
- _____

NOTE

_____
_____
_____
_____
_____

DAILY ACTION PLANNER
BON APPETIT !

DATE: _____

M	T	W	T	F	S	S

TO DO LIST

- _____
- _____
- _____
- _____
- _____
- _____
- _____
- _____
- _____
- _____

MUST GET DONE

01 _____

02 _____

03 _____

APPOINTMENTS

TIME	ADDITIONAL INFO
_____	_____
_____	_____
_____	_____
_____	_____

WATER INTAKE

COLOUR IN EVERY GLASS TAKEN

BRAIN DUMP
EMPTY IT ALL OUT

BREAKFAST

LUNCH

DINNER

HEALTH
PICK OUT YOUR 5 A DAY

01 _____ ☐

02 _____ ☐

03 _____ ☐

04 _____ ☐

05 _____ ☐

HABIT TRACKER

- _____
- _____
- _____
- _____
- _____

NOTE

_____
_____
_____
_____
_____

DAILY ACTION PLANNER
BON APPETIT !

DATE:_____

M	T	W	T	F	S	S

TO DO LIST

- _____
- _____
- _____
- _____
- _____
- _____
- _____
- _____
- _____
- _____

MUST GET DONE

01 _____
02 _____
03 _____

APPOINTMENTS

TIME	ADDITIONAL INFO
_____	_____
_____	_____
_____	_____
_____	_____
_____	_____

WATER INTAKE

COLOUR IN EVERY GLASS TAKEN

BREAKFAST

BRAIN DUMP
EMPTY IT ALL OUT

LUNCH

DINNER

HEALTH
PICK OUT YOUR 5 A DAY

01 _____ ☐
02 _____ ☐
03 _____ ☐
04 _____ ☐
05 _____ ☐

HABIT TRACKER

- _____
- _____
- _____
- _____
- _____

NOTE

_____
_____
_____
_____

DAILY ACTION PLANNER
BON APPETIT !

DATE: _____

M	T	W	T	F	S	S

TO DO LIST

- _____
- _____
- _____
- _____
- _____
- _____
- _____
- _____
- _____
- _____

MUST GET DONE

01 _____
02 _____
03 _____

APPOINTMENTS

TIME	ADDITIONAL INFO
_____	_____
_____	_____
_____	_____
_____	_____

WATER INTAKE

COLOUR IN EVERY GLASS TAKEN

BRAIN DUMP
EMPTY IT ALL OUT

BREAKFAST

LUNCH

DINNER

HEALTH
PICK OUT YOUR 5 A DAY

01 _____ ☐
02 _____ ☐
03 _____ ☐
04 _____ ☐
05 _____ ☐

HABIT TRACKER

- _____
- _____
- _____
- _____
- _____

NOTE

_____
_____
_____
_____

DAILY ACTION PLANNER
BON APPETIT !

DATE: _____

M	T	W	T	F	S	S

TO DO LIST

- _____
- _____
- _____
- _____
- _____
- _____
- _____
- _____
- _____
- _____

MUST GET DONE

01 _____
02 _____
03 _____

APPOINTMENTS

TIME	ADDITIONAL INFO
_____	_____
_____	_____
_____	_____
_____	_____

WATER INTAKE

COLOUR IN EVERY GLASS TAKEN

BREAKFAST

BRAIN DUMP
EMPTY IT ALL OUT

LUNCH

DINNER

HEALTH
PICK OUT YOUR 5 A DAY

01 _____ ☐
02 _____ ☐
03 _____ ☐
04 _____ ☐
05 _____ ☐

HABIT TRACKER

- _____
- _____
- _____
- _____
- _____

NOTE

_____
_____
_____
_____
_____

DAILY ACTION PLANNER
BON APPETIT !

DATE: _____

| M | T | W | T | F | S | S |

TO DO LIST

- _____
- _____
- _____
- _____
- _____
- _____
- _____
- _____
- _____
- _____

MUST GET DONE

01 _____
02 _____
03 _____

APPOINTMENTS

TIME	ADDITIONAL INFO
_____	_____
_____	_____
_____	_____
_____	_____

WATER INTAKE

COLOUR IN EVERY GLASS TAKEN

BRAIN DUMP
EMPTY IT ALL OUT

BREAKFAST

LUNCH

DINNER

HEALTH
PICK OUT YOUR 5 A DAY

01 _____ ☐
02 _____ ☐
03 _____ ☐
04 _____ ☐
05 _____ ☐

HABIT TRACKER

- _____
- _____
- _____
- _____
- _____

NOTE

_____
_____
_____
_____
_____

DAILY ACTION PLANNER
BON APPETIT !

DATE: _____

M	T	W	T	F	S	S

TO DO LIST

- ○ _____
- ○ _____
- ○ _____
- ○ _____
- ○ _____
- ○ _____
- ○ _____
- ○ _____
- ○ _____
- ○ _____

MUST GET DONE

01 _____
02 _____
03 _____

APPOINTMENTS

TIME	ADDITIONAL INFO
_____	_____
_____	_____
_____	_____
_____	_____

WATER INTAKE

COLOUR IN EVERY GLASS TAKEN

BREAKFAST

BRAIN DUMP
EMPTY IT ALL OUT

LUNCH

DINNER

HEALTH
PICK OUT YOUR 5 A DAY

01 _____ ☐
02 _____ ☐
03 _____ ☐
04 _____ ☐
05 _____ ☐

HABIT TRACKER

- ● _____
- ● _____
- ● _____
- ● _____
- ● _____

NOTE

_____
_____
_____
_____

DAILY ACTION PLANNER
BON APPETIT !

DATE: _____

M	T	W	T	F	S	S

TO DO LIST

- _____
- _____
- _____
- _____
- _____
- _____
- _____
- _____
- _____
- _____

MUST GET DONE

01 _____
02 _____
03 _____

APPOINTMENTS

TIME	ADDITIONAL INFO
_____	_____
_____	_____
_____	_____
_____	_____

WATER INTAKE

COLOUR IN EVERY GLASS TAKEN

BREAKFAST

LUNCH

DINNER

BRAIN DUMP
EMPTY IT ALL OUT

HEALTH
PICK OUT YOUR 5 A DAY

01 _____ ☐
02 _____ ☐
03 _____ ☐
04 _____ ☐
05 _____ ☐

HABIT TRACKER

- _____
- _____
- _____
- _____
- _____

NOTE

_____
_____
_____
_____
_____

DAILY ACTION PLANNER
BON APPETIT !

DATE: _____

| M | T | W | T | F | S | S |

TO DO LIST

- _____
- _____
- _____
- _____
- _____
- _____
- _____
- _____
- _____
- _____

MUST GET DONE

01 _____
02 _____
03 _____

APPOINTMENTS

TIME	ADDITIONAL INFO
_____	_____
_____	_____
_____	_____
_____	_____

WATER INTAKE

COLOUR IN EVERY GLASS TAKEN

BRAIN DUMP
EMPTY IT ALL OUT

BREAKFAST

LUNCH

DINNER

HEALTH
PICK OUT YOUR 5 A DAY

01 _____ ☐
02 _____ ☐
03 _____ ☐
04 _____ ☐
05 _____ ☐

HABIT TRACKER

- _____
- _____
- _____
- _____
- _____

NOTE

_____
_____
_____
_____
_____

DAILY ACTION PLANNER
BON APPETIT !

DATE:_____

| M | T | W | T | F | S | S |

TO DO LIST

- _____
- _____
- _____
- _____
- _____
- _____
- _____
- _____
- _____
- _____

MUST GET DONE

01 _____
02 _____
03 _____

APPOINTMENTS

TIME	ADDITIONAL INFO
_____	_____
_____	_____
_____	_____
_____	_____

WATER INTAKE

COLOUR IN EVERY GLASS TAKEN

BRAIN DUMP
EMPTY IT ALL OUT

BREAKFAST

LUNCH

DINNER

HEALTH
PICK OUT YOUR 5 A DAY

01 _____ ☐
02 _____ ☐
03 _____ ☐
04 _____ ☐
05 _____ ☐

HABIT TRACKER

- _____
- _____
- _____
- _____
- _____

NOTE

_____
_____
_____
_____
_____

DAILY ACTION PLANNER
BON APPETIT !

DATE: _____

| M | T | W | T | F | S | S |

TO DO LIST

- ○ _____
- ○ _____
- ○ _____
- ○ _____
- ○ _____
- ○ _____
- ○ _____
- ○ _____
- ○ _____
- ○ _____

MUST GET DONE

01 _____
02 _____
03 _____

APPOINTMENTS

TIME	ADDITIONAL INFO
_____	_____
_____	_____
_____	_____
_____	_____

WATER INTAKE

COLOUR IN EVERY GLASS TAKEN

BRAIN DUMP
EMPTY IT ALL OUT

BREAKFAST

LUNCH

DINNER

HEALTH
PICK OUT YOUR 5 A DAY

01 _____ ☐
02 _____ ☐
03 _____ ☐
04 _____ ☐
05 _____ ☐

HABIT TRACKER

- • _____
- • _____
- • _____
- • _____
- • _____

NOTE

_____
_____
_____
_____
_____

DAILY ACTION PLANNER
BON APPETIT !

DATE: _____

M	T	W	T	F	S	S

TO DO LIST

- _____
- _____
- _____
- _____
- _____
- _____
- _____
- _____
- _____

MUST GET DONE

01 _____
02 _____
03 _____

APPOINTMENTS

TIME	ADDITIONAL INFO
_____	_____
_____	_____
_____	_____
_____	_____

WATER INTAKE

COLOUR IN EVERY GLASS TAKEN

BREAKFAST

BRAIN DUMP
EMPTY IT ALL OUT

LUNCH

DINNER

HEALTH
PICK OUT YOUR 5 A DAY

01 _____ ☐
02 _____ ☐
03 _____ ☐
04 _____ ☐
05 _____ ☐

HABIT TRACKER

- _____
- _____
- _____
- _____
- _____

NOTE

_____
_____
_____
_____
_____

DAILY ACTION PLANNER
BON APPETIT !

DATE:_____

M	T	W	T	F	S	S

TO DO LIST

- _____
- _____
- _____
- _____
- _____
- _____
- _____
- _____
- _____
- _____

MUST GET DONE

01 _____
02 _____
03 _____

APPOINTMENTS

TIME	ADDITIONAL INFO
____	_____
____	_____
____	_____
____	_____
____	_____

WATER INTAKE

COLOUR IN EVERY GLASS TAKEN

BREAKFAST

BRAIN DUMP
EMPTY IT ALL OUT

LUNCH

DINNER

HEALTH
PICK OUT YOUR 5 A DAY

01 _____ ☐
02 _____ ☐
03 _____ ☐
04 _____ ☐
05 _____ ☐

HABIT TRACKER

- _____
- _____
- _____
- _____
- _____

NOTE

_____
_____
_____
_____
_____

DAILY ACTION PLANNER
BON APPETIT !

DATE: _____

M	T	W	T	F	S	S

TO DO LIST

- _____
- _____
- _____
- _____
- _____
- _____
- _____
- _____
- _____
- _____

MUST GET DONE

01 _____
02 _____
03 _____

APPOINTMENTS

TIME	ADDITIONAL INFO
_____	_____
_____	_____
_____	_____
_____	_____

WATER INTAKE

COLOUR IN EVERY GLASS TAKEN

BREAKFAST

LUNCH

DINNER

BRAIN DUMP
EMPTY IT ALL OUT

HEALTH
PICK OUT YOUR 5 A DAY

01 _____ ☐
02 _____ ☐
03 _____ ☐
04 _____ ☐
05 _____ ☐

HABIT TRACKER

- _____
- _____
- _____
- _____
- _____

NOTE

_____
_____
_____
_____
_____

DAILY ACTION PLANNER
BON APPETIT !

DATE: _____

M	T	W	T	F	S	S

TO DO LIST

- _____
- _____
- _____
- _____
- _____
- _____
- _____
- _____
- _____
- _____

MUST GET DONE

01 _____
02 _____
03 _____

APPOINTMENTS

TIME	ADDITIONAL INFO
_____	_____
_____	_____
_____	_____
_____	_____

WATER INTAKE

COLOUR IN EVERY GLASS TAKEN

BREAKFAST

BRAIN DUMP
EMPTY IT ALL OUT

LUNCH

DINNER

HEALTH
PICK OUT YOUR 5 A DAY

01 _____ ☐
02 _____ ☐
03 _____ ☐
04 _____ ☐
05 _____ ☐

HABIT TRACKER

- _____
- _____
- _____
- _____
- _____

NOTE

_____
_____
_____
_____

DAILY ACTION PLANNER
BON APPETIT !

DATE:_____

M	T	W	T	F	S	S

TO DO LIST

- _____
- _____
- _____
- _____
- _____
- _____
- _____
- _____
- _____
- _____

MUST GET DONE

01 _____
02 _____
03 _____

APPOINTMENTS

TIME	ADDITIONAL INFO
_____	_____
_____	_____
_____	_____
_____	_____

WATER INTAKE

COLOUR IN EVERY GLASS TAKEN

BRAIN DUMP
EMPTY IT ALL OUT

BREAKFAST

LUNCH

DINNER

HEALTH
PICK OUT YOUR 5 A DAY

01 _____ ☐
02 _____ ☐
03 _____ ☐
04 _____ ☐
05 _____ ☐

HABIT TRACKER

- _____
- _____
- _____
- _____
- _____

NOTE

_____
_____
_____
_____
_____

DAILY ACTION PLANNER
BON APPETIT !

DATE:_____

M	T	W	T	F	S	S

TO DO LIST

○ _____
○ _____
○ _____
○ _____
○ _____
○ _____
○ _____
○ _____
○ _____
○ _____

MUST GET DONE

01 _____
02 _____
03 _____

APPOINTMENTS

TIME	ADDITIONAL INFO
_____	_____
_____	_____
_____	_____
_____	_____

WATER INTAKE

COLOUR IN EVERY GLASS TAKEN

BREAKFAST

BRAIN DUMP
EMPTY IT ALL OUT

LUNCH

DINNER

HEALTH
PICK OUT YOUR 5 A DAY

01 _____ ☐
02 _____ ☐
03 _____ ☐
04 _____ ☐
05 _____ ☐

HABIT TRACKER

● _____
● _____
● _____
● _____
● _____

NOTE

_____
_____
_____
_____
_____

DAILY ACTION PLANNER
BON APPETIT !

DATE: _____

| M | T | W | T | F | S | S |

TO DO LIST

- _____
- _____
- _____
- _____
- _____
- _____
- _____
- _____
- _____
- _____

MUST GET DONE

01 _____
02 _____
03 _____

APPOINTMENTS

TIME	ADDITIONAL INFO
_____	_____
_____	_____
_____	_____
_____	_____

WATER INTAKE

COLOUR IN EVERY GLASS TAKEN

BREAKFAST

BRAIN DUMP
EMPTY IT ALL OUT

LUNCH

DINNER

HEALTH
PICK OUT YOUR 5 A DAY

01 _____ ☐
02 _____ ☐
03 _____ ☐
04 _____ ☐
05 _____ ☐

HABIT TRACKER

- _____
- _____
- _____
- _____
- _____

NOTE

_____
_____
_____
_____
_____

DAILY ACTION PLANNER
BON APPETIT !

DATE: _____

M	T	W	T	F	S	S

TO DO LIST

- _____
- _____
- _____
- _____
- _____
- _____
- _____
- _____
- _____
- _____

MUST GET DONE

01 _____
02 _____
03 _____

APPOINTMENTS

TIME	ADDITIONAL INFO
_____	_____
_____	_____
_____	_____
_____	_____

WATER INTAKE

COLOUR IN EVERY GLASS TAKEN

BRAIN DUMP
EMPTY IT ALL OUT

BREAKFAST

LUNCH

DINNER

HEALTH
PICK OUT YOUR 5 A DAY

01 _____ ☐
02 _____ ☐
03 _____ ☐
04 _____ ☐
05 _____ ☐

HABIT TRACKER

- _____
- _____
- _____
- _____
- _____

NOTE

_____
_____
_____
_____
_____

DAILY ACTION PLANNER
BON APPETIT !

DATE: _____

| M | T | W | T | F | S | S |

TO DO LIST

- _____
- _____
- _____
- _____
- _____
- _____
- _____
- _____
- _____
- _____

MUST GET DONE

01 _____
02 _____
03 _____

APPOINTMENTS

TIME	ADDITIONAL INFO
_____	_____
_____	_____
_____	_____
_____	_____
_____	_____

WATER INTAKE

COLOUR IN EVERY GLASS TAKEN

BRAIN DUMP
EMPTY IT ALL OUT

BREAKFAST

LUNCH

DINNER

HEALTH
PICK OUT YOUR 5 A DAY

01 _____ ☐
02 _____ ☐
03 _____ ☐
04 _____ ☐
05 _____ ☐

HABIT TRACKER

- _____
- _____
- _____
- _____
- _____

NOTE

_____
_____
_____
_____
_____

DAILY ACTION PLANNER
BON APPETIT !

DATE: _____

M	T	W	T	F	S	S

TO DO LIST

- _____
- _____
- _____
- _____
- _____
- _____
- _____
- _____
- _____
- _____

MUST GET DONE

01 _____
02 _____
03 _____

APPOINTMENTS

TIME	ADDITIONAL INFO
_____	_____
_____	_____
_____	_____
_____	_____

WATER INTAKE

COLOUR IN EVERY GLASS TAKEN

BRAIN DUMP
EMPTY IT ALL OUT

BREAKFAST

LUNCH

DINNER

HEALTH
PICK OUT YOUR 5 A DAY

01 _____ ☐
02 _____ ☐
03 _____ ☐
04 _____ ☐
05 _____ ☐

HABIT TRACKER

- _____
- _____
- _____
- _____
- _____

NOTE

_____
_____
_____
_____
_____

DAILY ACTION PLANNER
BON APPETIT !

DATE:_____

M	T	W	T	F	S	S

TO DO LIST

- _____
- _____
- _____
- _____
- _____
- _____
- _____
- _____
- _____
- _____

MUST GET DONE

01 _____
02 _____
03 _____

APPOINTMENTS

TIME	ADDITIONAL INFO
_____	_____
_____	_____
_____	_____
_____	_____

WATER INTAKE

COLOUR IN EVERY GLASS TAKEN

BREAKFAST

BRAIN DUMP
EMPTY IT ALL OUT

LUNCH

DINNER

HEALTH
PICK OUT YOUR 5 A DAY

01 _____ ☐
02 _____ ☐
03 _____ ☐
04 _____ ☐
05 _____ ☐

HABIT TRACKER

- _____
- _____
- _____
- _____
- _____

NOTE

_____
_____
_____
_____
_____

DAILY ACTION PLANNER
BON APPETIT !

DATE: _____

| M | T | W | T | F | S | S |

TO DO LIST

- _____
- _____
- _____
- _____
- _____
- _____
- _____
- _____
- _____
- _____

MUST GET DONE

01 _____
02 _____
03 _____

APPOINTMENTS

TIME	ADDITIONAL INFO
_____	_____
_____	_____
_____	_____
_____	_____

WATER INTAKE

COLOUR IN EVERY GLASS TAKEN

BRAIN DUMP
EMPTY IT ALL OUT

BREAKFAST

LUNCH

DINNER

HEALTH
PICK OUT YOUR 5 A DAY

01 _____ ☐
02 _____ ☐
03 _____ ☐
04 _____ ☐
05 _____ ☐

HABIT TRACKER

- _____
- _____
- _____
- _____
- _____

NOTE

_____
_____
_____
_____
_____

DAILY ACTION PLANNER
BON APPETIT !

DATE: _____

| M | T | W | T | F | S | S |

TO DO LIST

- _____
- _____
- _____
- _____
- _____
- _____
- _____
- _____
- _____
- _____

MUST GET DONE

01 _____
02 _____
03 _____

APPOINTMENTS

TIME	ADDITIONAL INFO
_____	_____
_____	_____
_____	_____

WATER INTAKE

COLOUR IN EVERY GLASS TAKEN

BREAKFAST

BRAIN DUMP
EMPTY IT ALL OUT

LUNCH

DINNER

HEALTH
PICK OUT YOUR 5 A DAY

01 _____ ☐
02 _____ ☐
03 _____ ☐
04 _____ ☐
05 _____ ☐

HABIT TRACKER

- _____
- _____
- _____
- _____
- _____

NOTE

_____
_____
_____
_____

DAILY ACTION PLANNER
BON APPETIT !

DATE: _____

M	T	W	T	F	S	S

TO DO LIST

- _____
- _____
- _____
- _____
- _____
- _____
- _____
- _____
- _____
- _____

MUST GET DONE

01 _____
02 _____
03 _____

APPOINTMENTS

TIME	ADDITIONAL INFO
_____	_____
_____	_____
_____	_____
_____	_____

WATER INTAKE

COLOUR IN EVERY GLASS TAKEN

BRAIN DUMP
EMPTY IT ALL OUT

BREAKFAST

LUNCH

DINNER

HEALTH
PICK OUT YOUR 5 A DAY

01 _____ ☐
02 _____ ☐
03 _____ ☐
04 _____ ☐
05 _____ ☐

HABIT TRACKER

- _____
- _____
- _____
- _____
- _____

NOTE

_____
_____
_____
_____
_____

DAILY ACTION PLANNER
BON APPETIT !

DATE: _____

M	T	W	T	F	S	S

TO DO LIST

- _____
- _____
- _____
- _____
- _____
- _____
- _____
- _____
- _____
- _____

MUST GET DONE

01 _____
02 _____
03 _____

APPOINTMENTS

TIME	ADDITIONAL INFO
_____	_____
_____	_____
_____	_____
_____	_____

WATER INTAKE

COLOUR IN EVERY GLASS TAKEN

BRAIN DUMP
EMPTY IT ALL OUT

BREAKFAST

LUNCH

DINNER

HEALTH
PICK OUT YOUR 5 A DAY

01 _____ ☐
02 _____ ☐
03 _____ ☐
04 _____ ☐
05 _____ ☐

HABIT TRACKER

- _____
- _____
- _____
- _____
- _____

NOTE

_____
_____
_____
_____
_____

DAILY ACTION PLANNER
BON APPETIT !

DATE: _____

M	T	W	T	F	S	S

TO DO LIST

- _____
- _____
- _____
- _____
- _____
- _____
- _____
- _____
- _____
- _____

MUST GET DONE

01 _____
02 _____
03 _____

APPOINTMENTS

TIME	ADDITIONAL INFO
_____	_____
_____	_____
_____	_____
_____	_____

WATER INTAKE

COLOUR IN EVERY GLASS TAKEN

BREAKFAST

BRAIN DUMP
EMPTY IT ALL OUT

LUNCH

DINNER

HEALTH
PICK OUT YOUR 5 A DAY

01 _____ ☐
02 _____ ☐
03 _____ ☐
04 _____ ☐
05 _____ ☐

HABIT TRACKER

- _____
- _____
- _____
- _____
- _____

NOTE

_____
_____
_____
_____
_____

DAILY ACTION PLANNER
BON APPETIT !

DATE:_____

M	T	W	T	F	S	S

TO DO LIST

- _____
- _____
- _____
- _____
- _____
- _____
- _____
- _____
- _____
- _____

MUST GET DONE

01 _____
02 _____
03 _____

APPOINTMENTS

TIME	ADDITIONAL INFO
_____	_____
_____	_____
_____	_____
_____	_____

WATER INTAKE

COLOUR IN EVERY GLASS TAKEN

BREAKFAST

BRAIN DUMP
EMPTY IT ALL OUT

LUNCH

DINNER

HEALTH
PICK OUT YOUR 5 A DAY

01 _____ ☐
02 _____ ☐
03 _____ ☐
04 _____ ☐
05 _____ ☐

HABIT TRACKER

- _____
- _____
- _____
- _____
- _____

NOTE

_____
_____
_____
_____
_____

DAILY ACTION PLANNER
BON APPETIT !

DATE:_____

| M | T | W | T | F | S | S |

TO DO LIST

- _____
- _____
- _____
- _____
- _____
- _____
- _____
- _____
- _____
- _____

MUST GET DONE

01 _____
02 _____
03 _____

APPOINTMENTS

TIME	ADDITIONAL INFO
_____	_____
_____	_____
_____	_____
_____	_____

WATER INTAKE

COLOUR IN EVERY GLASS TAKEN

BREAKFAST

BRAIN DUMP
EMPTY IT ALL OUT

LUNCH

DINNER

HEALTH
PICK OUT YOUR 5 A DAY

01 _____ ☐
02 _____ ☐
03 _____ ☐
04 _____ ☐
05 _____ ☐

HABIT TRACKER

- _____
- _____
- _____
- _____
- _____

NOTE

_____
_____
_____
_____
_____

DAILY ACTION PLANNER
BON APPETIT !

DATE: _____

| M | T | W | T | F | S | S |

TO DO LIST

- _____
- _____
- _____
- _____
- _____
- _____
- _____
- _____
- _____
- _____

MUST GET DONE

01 _____
02 _____
03 _____

APPOINTMENTS

TIME	ADDITIONAL INFO
_____	_____
_____	_____
_____	_____
_____	_____

WATER INTAKE

COLOUR IN EVERY GLASS TAKEN

BRAIN DUMP
EMPTY IT ALL OUT

BREAKFAST

LUNCH

DINNER

HEALTH
PICK OUT YOUR 5 A DAY

01 _____ ☐
02 _____ ☐
03 _____ ☐
04 _____ ☐
05 _____ ☐

HABIT TRACKER

- _____
- _____
- _____
- _____
- _____

NOTE

_____
_____
_____
_____
_____

DAILY ACTION PLANNER
BON APPETIT !

DATE: _____

| M | T | W | T | F | S | S |

TO DO LIST

- _____
- _____
- _____
- _____
- _____
- _____
- _____
- _____
- _____
- _____

MUST GET DONE

01 _____
02 _____
03 _____

APPOINTMENTS

TIME	ADDITIONAL INFO
_____	_____
_____	_____
_____	_____
_____	_____

WATER INTAKE

COLOUR IN EVERY GLASS TAKEN

BRAIN DUMP
EMPTY IT ALL OUT

BREAKFAST

LUNCH

DINNER

HEALTH
PICK OUT YOUR 5 A DAY

01 _____ ☐
02 _____ ☐
03 _____ ☐
04 _____ ☐
05 _____ ☐

HABIT TRACKER

- _____
- _____
- _____
- _____
- _____

NOTE

_____
_____
_____
_____
_____

DAILY ACTION PLANNER
BON APPETIT !

DATE: _____

| M | T | W | T | F | S | S |

TO DO LIST

- _____
- _____
- _____
- _____
- _____
- _____
- _____
- _____
- _____
- _____

MUST GET DONE

01 _____
02 _____
03 _____

APPOINTMENTS

TIME	ADDITIONAL INFO
_____	_____
_____	_____
_____	_____
_____	_____

WATER INTAKE

COLOUR IN EVERY GLASS TAKEN

BREAKFAST

BRAIN DUMP
EMPTY IT ALL OUT

LUNCH

DINNER

HEALTH
PICK OUT YOUR 5 A DAY

01 _____ ☐
02 _____ ☐
03 _____ ☐
04 _____ ☐
05 _____ ☐

HABIT TRACKER

- _____
- _____
- _____
- _____
- _____

NOTE

_____
_____
_____
_____
_____

DAILY ACTION PLANNER
BON APPETIT !

DATE: _____

| M | T | W | T | F | S | S |

TO DO LIST

- _____
- _____
- _____
- _____
- _____
- _____
- _____
- _____
- _____
- _____

MUST GET DONE

01 _____
02 _____
03 _____

APPOINTMENTS

TIME	ADDITIONAL INFO
_____	_____
_____	_____
_____	_____
_____	_____

WATER INTAKE

COLOUR IN EVERY GLASS TAKEN

BREAKFAST

BRAIN DUMP
EMPTY IT ALL OUT

LUNCH

DINNER

HEALTH
PICK OUT YOUR 5 A DAY

01 _____ ☐
02 _____ ☐
03 _____ ☐
04 _____ ☐
05 _____ ☐

HABIT TRACKER

- _____
- _____
- _____
- _____
- _____

NOTE

_____
_____
_____
_____
_____

DAILY ACTION PLANNER
BON APPETIT !

DATE: _____

| M | T | W | T | F | S | S |

TO DO LIST

- _____
- _____
- _____
- _____
- _____
- _____
- _____
- _____
- _____
- _____

MUST GET DONE

01 _____
02 _____
03 _____

APPOINTMENTS

TIME	ADDITIONAL INFO
_____	_____
_____	_____
_____	_____
_____	_____

WATER INTAKE

COLOUR IN EVERY GLASS TAKEN

BREAKFAST

BRAIN DUMP
EMPTY IT ALL OUT

LUNCH

DINNER

HEALTH
PICK OUT YOUR 5 A DAY

01 _____ ☐
02 _____ ☐
03 _____ ☐
04 _____ ☐
05 _____ ☐

HABIT TRACKER

- _____
- _____
- _____
- _____
- _____

NOTE

_____
_____
_____
_____
_____

DAILY ACTION PLANNER
BON APPETIT !

DATE: _____

| M | T | W | T | F | S | S |

TO DO LIST

○ _____
○ _____
○ _____
○ _____
○ _____
○ _____
○ _____
○ _____
○ _____
○ _____

MUST GET DONE

01 _____
02 _____
03 _____

APPOINTMENTS

TIME	ADDITIONAL INFO
_____	_____
_____	_____
_____	_____
_____	_____

WATER INTAKE

COLOUR IN EVERY GLASS TAKEN

BRAIN DUMP
EMPTY IT ALL OUT

BREAKFAST

LUNCH

DINNER

HEALTH
PICK OUT YOUR 5 A DAY

01 _____ ☐
02 _____ ☐
03 _____ ☐
04 _____ ☐
05 _____ ☐

HABIT TRACKER

● _____
● _____
● _____
● _____
● _____

NOTE

_____
_____
_____
_____
_____

DAILY ACTION PLANNER
BON APPETIT !

DATE: _____

M	T	W	T	F	S	S

TO DO LIST

- _____
- _____
- _____
- _____
- _____
- _____
- _____
- _____
- _____
- _____

MUST GET DONE

01 _____
02 _____
03 _____

APPOINTMENTS

TIME	ADDITIONAL INFO
_____	_____
_____	_____
_____	_____
_____	_____

WATER INTAKE

COLOUR IN EVERY GLASS TAKEN

BRAIN DUMP
EMPTY IT ALL OUT

BREAKFAST

LUNCH

DINNER

HEALTH
PICK OUT YOUR 5 A DAY

01 _____ ☐
02 _____ ☐
03 _____ ☐
04 _____ ☐
05 _____ ☐

HABIT TRACKER

- _____
- _____
- _____
- _____
- _____

NOTE

_____
_____
_____
_____
_____

DAILY ACTION PLANNER
BON APPETIT !

DATE: _____

M	T	W	T	F	S	S

TO DO LIST

- _____
- _____
- _____
- _____
- _____
- _____
- _____
- _____
- _____
- _____

MUST GET DONE

01 _____
02 _____
03 _____

APPOINTMENTS

TIME	ADDITIONAL INFO
_____	_____
_____	_____
_____	_____
_____	_____
_____	_____

WATER INTAKE

COLOUR IN EVERY GLASS TAKEN

BRAIN DUMP
EMPTY IT ALL OUT

BREAKFAST

LUNCH

DINNER

HEALTH
PICK OUT YOUR 5 A DAY

01 _____ ☐
02 _____ ☐
03 _____ ☐
04 _____ ☐
05 _____ ☐

HABIT TRACKER

- _____
- _____
- _____
- _____
- _____

NOTE

_____
_____
_____
_____
_____

DAILY ACTION PLANNER
BON APPETIT !

DATE:_____

| M | T | W | T | F | S | S |

TO DO LIST

- _____
- _____
- _____
- _____
- _____
- _____
- _____
- _____
- _____
- _____

MUST GET DONE

01 _____
02 _____
03 _____

APPOINTMENTS

TIME	ADDITIONAL INFO
_____	_____
_____	_____
_____	_____
_____	_____

WATER INTAKE

COLOUR IN EVERY GLASS TAKEN

BRAIN DUMP
EMPTY IT ALL OUT

BREAKFAST

LUNCH

DINNER

HEALTH
PICK OUT YOUR 5 A DAY

01 _____ ☐
02 _____ ☐
03 _____ ☐
04 _____ ☐
05 _____ ☐

HABIT TRACKER

- _____
- _____
- _____
- _____
- _____

NOTE

_____
_____
_____
_____
_____

DAILY ACTION PLANNER
BON APPETIT !

DATE: _____

M	T	W	T	F	S	S

TO DO LIST

- _____
- _____
- _____
- _____
- _____
- _____
- _____
- _____
- _____
- _____

MUST GET DONE

01 _____
02 _____
03 _____

APPOINTMENTS

TIME	ADDITIONAL INFO
_____	_____
_____	_____
_____	_____
_____	_____

WATER INTAKE

COLOUR IN EVERY GLASS TAKEN

BREAKFAST

BRAIN DUMP
EMPTY IT ALL OUT

LUNCH

DINNER

HEALTH
PICK OUT YOUR 5 A DAY

01 _____ ☐
02 _____ ☐
03 _____ ☐
04 _____ ☐
05 _____ ☐

HABIT TRACKER

- _____
- _____
- _____
- _____
- _____

NOTE

_____
_____
_____
_____
_____

DAILY ACTION PLANNER
BON APPETIT !

DATE: _____

M	T	W	T	F	S	S

TO DO LIST

- _____
- _____
- _____
- _____
- _____
- _____
- _____
- _____
- _____
- _____

MUST GET DONE

01 _____
02 _____
03 _____

APPOINTMENTS

TIME	ADDITIONAL INFO
_____	_____
_____	_____
_____	_____
_____	_____

WATER INTAKE

COLOUR IN EVERY GLASS TAKEN

BRAIN DUMP
EMPTY IT ALL OUT

BREAKFAST

LUNCH

DINNER

HEALTH
PICK OUT YOUR 5 A DAY

01 _____ ☐
02 _____ ☐
03 _____ ☐
04 _____ ☐
05 _____ ☐

HABIT TRACKER

- _____
- _____
- _____
- _____
- _____

NOTE

_____
_____
_____
_____
_____

DAILY ACTION PLANNER
BON APPETIT !

DATE: _____

M	T	W	T	F	S	S

TO DO LIST

- _____
- _____
- _____
- _____
- _____
- _____
- _____
- _____
- _____
- _____

MUST GET DONE

01 _____
02 _____
03 _____

APPOINTMENTS

TIME	ADDITIONAL INFO
_____	_____
_____	_____
_____	_____
_____	_____

WATER INTAKE

COLOUR IN EVERY GLASS TAKEN

BREAKFAST

BRAIN DUMP
EMPTY IT ALL OUT

LUNCH

DINNER

HEALTH
PICK OUT YOUR 5 A DAY

01 _____ ☐
02 _____ ☐
03 _____ ☐
04 _____ ☐
05 _____ ☐

HABIT TRACKER

- _____
- _____
- _____
- _____
- _____

NOTE

_____
_____
_____
_____
_____

DAILY ACTION PLANNER
BON APPETIT !

DATE: _____

| M | T | W | T | F | S | S |

TO DO LIST

- _____
- _____
- _____
- _____
- _____
- _____
- _____
- _____
- _____
- _____

MUST GET DONE

01 _____
02 _____
03 _____

APPOINTMENTS

TIME	ADDITIONAL INFO
_____	_____
_____	_____
_____	_____
_____	_____

WATER INTAKE

COLOUR IN EVERY GLASS TAKEN

BRAIN DUMP
EMPTY IT ALL OUT

BREAKFAST

LUNCH

DINNER

HEALTH
PICK OUT YOUR 5 A DAY

01 _____ ☐
02 _____ ☐
03 _____ ☐
04 _____ ☐
05 _____ ☐

HABIT TRACKER

- _____
- _____
- _____
- _____
- _____

NOTE

_____
_____
_____
_____
_____

DAILY ACTION PLANNER
BON APPETIT !

DATE: _____

| M | T | W | T | F | S | S |

TO DO LIST

- _____
- _____
- _____
- _____
- _____
- _____
- _____
- _____
- _____
- _____

MUST GET DONE

01 _____
02 _____
03 _____

APPOINTMENTS

TIME	ADDITIONAL INFO
_____	_____
_____	_____
_____	_____
_____	_____

WATER INTAKE

COLOUR IN EVERY GLASS TAKEN

BREAKFAST

BRAIN DUMP
EMPTY IT ALL OUT

LUNCH

DINNER

HEALTH
PICK OUT YOUR 5 A DAY

01 _____ ☐
02 _____ ☐
03 _____ ☐
04 _____ ☐
05 _____ ☐

HABIT TRACKER

- _____
- _____
- _____
- _____
- _____

NOTE

_____
_____
_____
_____

DAILY ACTION PLANNER
BON APPETIT !

DATE: _____

| M | T | W | T | F | S | S |

TO DO LIST

- _____
- _____
- _____
- _____
- _____
- _____
- _____
- _____
- _____
- _____

MUST GET DONE

01 _____
02 _____
03 _____

APPOINTMENTS

TIME	ADDITIONAL INFO
_____	_____
_____	_____
_____	_____
_____	_____

WATER INTAKE

COLOUR IN EVERY GLASS TAKEN

BREAKFAST

BRAIN DUMP
EMPTY IT ALL OUT

LUNCH

DINNER

HEALTH
PICK OUT YOUR 5 A DAY

01 _____ ☐
02 _____ ☐
03 _____ ☐
04 _____ ☐
05 _____ ☐

HABIT TRACKER

- _____
- _____
- _____
- _____
- _____

NOTE

_____
_____
_____
_____

DAILY ACTION PLANNER
BON APPETIT !

DATE: _____

M	T	W	T	F	S	S

TO DO LIST

- _____
- _____
- _____
- _____
- _____
- _____
- _____
- _____
- _____
- _____

MUST GET DONE

01 _____
02 _____
03 _____

APPOINTMENTS

TIME	ADDITIONAL INFO
_____	_____
_____	_____
_____	_____
_____	_____

WATER INTAKE

COLOUR IN EVERY GLASS TAKEN

BREAKFAST

BRAIN DUMP
EMPTY IT ALL OUT

LUNCH

DINNER

HEALTH
PICK OUT YOUR 5 A DAY

01 _____ ☐
02 _____ ☐
03 _____ ☐
04 _____ ☐
05 _____ ☐

HABIT TRACKER

- _____
- _____
- _____
- _____
- _____

NOTE

_____
_____
_____
_____
_____

DAILY ACTION PLANNER
BON APPETIT !

DATE: _____

M	T	W	T	F	S	S

TO DO LIST

- _____
- _____
- _____
- _____
- _____
- _____
- _____
- _____
- _____
- _____

MUST GET DONE

01 _____
02 _____
03 _____

APPOINTMENTS

TIME	ADDITIONAL INFO
_____	_____
_____	_____
_____	_____
_____	_____

WATER INTAKE

COLOUR IN EVERY GLASS TAKEN

BRAIN DUMP
EMPTY IT ALL OUT

BREAKFAST

LUNCH

DINNER

HEALTH
PICK OUT YOUR 5 A DAY

01 _____ ☐
02 _____ ☐
03 _____ ☐
04 _____ ☐
05 _____ ☐

HABIT TRACKER

- _____
- _____
- _____
- _____
- _____

NOTE

_____
_____
_____
_____
_____

DAILY ACTION PLANNER
BON APPETIT !

DATE: _____

M	T	W	T	F	S	S

TO DO LIST

- ○ _____
- ○ _____
- ○ _____
- ○ _____
- ○ _____
- ○ _____
- ○ _____
- ○ _____
- ○ _____
- ○ _____

MUST GET DONE

01 _____
02 _____
03 _____

APPOINTMENTS

TIME	ADDITIONAL INFO
_____	_____
_____	_____
_____	_____
_____	_____

WATER INTAKE

COLOUR IN EVERY GLASS TAKEN

BREAKFAST

BRAIN DUMP
EMPTY IT ALL OUT

LUNCH

DINNER

HEALTH
PICK OUT YOUR 5 A DAY

01 _____ ☐
02 _____ ☐
03 _____ ☐
04 _____ ☐
05 _____ ☐

HABIT TRACKER

- • _____
- • _____
- • _____
- • _____
- • _____

NOTE

_____
_____
_____
_____
_____

DAILY ACTION PLANNER
BON APPETIT !

DATE: _____

| M | T | W | T | F | S | S |

TO DO LIST

- _____
- _____
- _____
- _____
- _____
- _____
- _____
- _____
- _____
- _____

MUST GET DONE

01 _____
02 _____
03 _____

APPOINTMENTS

TIME	ADDITIONAL INFO
_____	_____
_____	_____
_____	_____
_____	_____

WATER INTAKE

COLOUR IN EVERY GLASS TAKEN

BRAIN DUMP
EMPTY IT ALL OUT

BREAKFAST

LUNCH

DINNER

HEALTH
PICK OUT YOUR 5 A DAY

01 _____ ☐
02 _____ ☐
03 _____ ☐
04 _____ ☐
05 _____ ☐

HABIT TRACKER

- _____
- _____
- _____
- _____
- _____

NOTE

_____
_____
_____
_____
_____

DAILY ACTION PLANNER
BON APPETIT !

DATE: _____

| M | T | W | T | F | S | S |

TO DO LIST

- _____
- _____
- _____
- _____
- _____
- _____
- _____
- _____
- _____
- _____

MUST GET DONE

01 _____
02 _____
03 _____

APPOINTMENTS

TIME	ADDITIONAL INFO
_____	_____
_____	_____
_____	_____
_____	_____
_____	_____

WATER INTAKE

COLOUR IN EVERY GLASS TAKEN

BREAKFAST

BRAIN DUMP
EMPTY IT ALL OUT

LUNCH

DINNER

HEALTH
PICK OUT YOUR 5 A DAY

01 _____ ☐
02 _____ ☐
03 _____ ☐
04 _____ ☐
05 _____ ☐

HABIT TRACKER

- _____
- _____
- _____
- _____
- _____

NOTE

_____
_____
_____
_____
_____

DAILY ACTION PLANNER
BON APPETIT !

DATE: _____

M	T	W	T	F	S	S

TO DO LIST

- _____
- _____
- _____
- _____
- _____
- _____
- _____
- _____
- _____
- _____

MUST GET DONE

01 _____
02 _____
03 _____

APPOINTMENTS

TIME	ADDITIONAL INFO
_____	_____
_____	_____
_____	_____
_____	_____

WATER INTAKE

COLOUR IN EVERY GLASS TAKEN

BREAKFAST

BRAIN DUMP
EMPTY IT ALL OUT

LUNCH

DINNER

HEALTH
PICK OUT YOUR 5 A DAY

01 _____ ☐
02 _____ ☐
03 _____ ☐
04 _____ ☐
05 _____ ☐

HABIT TRACKER

- _____
- _____
- _____
- _____
- _____

NOTE

_____
_____
_____
_____
_____

DAILY ACTION PLANNER
BON APPETIT !

DATE: _____

| M | T | W | T | F | S | S |

TO DO LIST

- _____
- _____
- _____
- _____
- _____
- _____
- _____
- _____
- _____
- _____

MUST GET DONE

01 _____
02 _____
03 _____

APPOINTMENTS

TIME	ADDITIONAL INFO
_____	_____
_____	_____
_____	_____
_____	_____

WATER INTAKE

COLOUR IN EVERY GLASS TAKEN

BRAIN DUMP
EMPTY IT ALL OUT

BREAKFAST

LUNCH

DINNER

HEALTH
PICK OUT YOUR 5 A DAY

01 _____ ☐
02 _____ ☐
03 _____ ☐
04 _____ ☐
05 _____ ☐

HABIT TRACKER

- _____
- _____
- _____
- _____
- _____

NOTE

_____
_____
_____
_____
_____

DAILY ACTION PLANNER
BON APPETIT !

DATE: _____

| M | T | W | T | F | S | S |

TO DO LIST

- _____
- _____
- _____
- _____
- _____
- _____
- _____
- _____
- _____
- _____

MUST GET DONE

01 _____
02 _____
03 _____

APPOINTMENTS

TIME	ADDITIONAL INFO
_____	_____
_____	_____
_____	_____
_____	_____

WATER INTAKE

COLOUR IN EVERY GLASS TAKEN

BRAIN DUMP
EMPTY IT ALL OUT

BREAKFAST

LUNCH

DINNER

HEALTH
PICK OUT YOUR 5 A DAY

01 _____ ☐
02 _____ ☐
03 _____ ☐
04 _____ ☐
05 _____ ☐

HABIT TRACKER

- _____
- _____
- _____
- _____
- _____

NOTE

_____
_____
_____
_____
_____

DAILY ACTION PLANNER
BON APPETIT !

DATE: _____

| M | T | W | T | F | S | S |

TO DO LIST

- _____
- _____
- _____
- _____
- _____
- _____
- _____
- _____
- _____
- _____

MUST GET DONE

01 _____
02 _____
03 _____

APPOINTMENTS

TIME	ADDITIONAL INFO
_____	_____
_____	_____
_____	_____
_____	_____
_____	_____

WATER INTAKE

◇ ◇ ◇ ◇ ◇ ◇ ◇

COLOUR IN EVERY GLASS TAKEN

BRAIN DUMP
EMPTY IT ALL OUT

BREAKFAST

LUNCH

DINNER

HEALTH
PICK OUT YOUR 5 A DAY

01 _____ ☐
02 _____ ☐
03 _____ ☐
04 _____ ☐
05 _____ ☐

HABIT TRACKER

- _____
- _____
- _____
- _____
- _____

NOTE

_____
_____
_____
_____
_____

DAILY ACTION PLANNER
BON APPETIT !

DATE: _____

M	T	W	T	F	S	S

TO DO LIST

- _____
- _____
- _____
- _____
- _____
- _____
- _____
- _____
- _____
- _____

MUST GET DONE

01 _____
02 _____
03 _____

APPOINTMENTS

TIME	ADDITIONAL INFO
_____	_____
_____	_____
_____	_____
_____	_____
_____	_____

WATER INTAKE

COLOUR IN EVERY GLASS TAKEN

BREAKFAST

BRAIN DUMP
EMPTY IT ALL OUT

LUNCH

DINNER

HEALTH
PICK OUT YOUR 5 A DAY

01 _____ ☐
02 _____ ☐
03 _____ ☐
04 _____ ☐
05 _____ ☐

HABIT TRACKER

- _____
- _____
- _____
- _____
- _____

NOTE

_____
_____
_____
_____
_____

DAILY ACTION PLANNER
BON APPETIT !

DATE: _____

| M | T | W | T | F | S | S |

TO DO LIST

- _____
- _____
- _____
- _____
- _____
- _____
- _____
- _____
- _____
- _____

MUST GET DONE

01 _____
02 _____
03 _____

APPOINTMENTS

TIME	ADDITIONAL INFO
_____	_____
_____	_____
_____	_____
_____	_____

WATER INTAKE

COLOUR IN EVERY GLASS TAKEN

BRAIN DUMP
EMPTY IT ALL OUT

BREAKFAST

LUNCH

DINNER

HEALTH
PICK OUT YOUR 5 A DAY

01 _____ ☐
02 _____ ☐
03 _____ ☐
04 _____ ☐
05 _____ ☐

HABIT TRACKER

- _____
- _____
- _____
- _____
- _____

NOTE

_____
_____
_____
_____

DAILY ACTION PLANNER
BON APPETIT !

DATE: _____

M	T	W	T	F	S	S

TO DO LIST

- _____
- _____
- _____
- _____
- _____
- _____
- _____
- _____
- _____
- _____

MUST GET DONE

01 _____
02 _____
03 _____

APPOINTMENTS

TIME	ADDITIONAL INFO
_____	_____
_____	_____
_____	_____
_____	_____

WATER INTAKE

COLOUR IN EVERY GLASS TAKEN

BRAIN DUMP
EMPTY IT ALL OUT

BREAKFAST

LUNCH

DINNER

HEALTH
PICK OUT YOUR 5 A DAY

01 _____ ☐
02 _____ ☐
03 _____ ☐
04 _____ ☐
05 _____ ☐

HABIT TRACKER

- _____
- _____
- _____
- _____
- _____

NOTE

_____
_____
_____
_____
_____

DAILY ACTION PLANNER
BON APPETIT !

DATE: _____

| M | T | W | T | F | S | S |

TO DO LIST

- ○ _____
- ○ _____
- ○ _____
- ○ _____
- ○ _____
- ○ _____
- ○ _____
- ○ _____
- ○ _____
- ○ _____

MUST GET DONE

01 _____
02 _____
03 _____

APPOINTMENTS

TIME	ADDITIONAL INFO
_____	_____
_____	_____
_____	_____
_____	_____

WATER INTAKE

○ ○ ○ ○ ○ ○ ○ ○

COLOUR IN EVERY GLASS TAKEN

BRAIN DUMP
EMPTY IT ALL OUT

BREAKFAST

LUNCH

DINNER

HEALTH
PICK OUT YOUR 5 A DAY

01 _____ ☐
02 _____ ☐
03 _____ ☐
04 _____ ☐
05 _____ ☐

HABIT TRACKER

- • _____
- • _____
- • _____
- • _____
- • _____

NOTE

_____
_____
_____
_____
_____

DAILY ACTION PLANNER
BON APPETIT !

DATE:_____
| M | T | W | T | F | S | S |

TO DO LIST

- _____
- _____
- _____
- _____
- _____
- _____
- _____
- _____
- _____
- _____

MUST GET DONE

01 _____
02 _____
03 _____

APPOINTMENTS

TIME	ADDITIONAL INFO
_____	_____
_____	_____
_____	_____
_____	_____

WATER INTAKE

COLOUR IN EVERY GLASS TAKEN

BREAKFAST

BRAIN DUMP
EMPTY IT ALL OUT

LUNCH

DINNER

HEALTH
PICK OUT YOUR 5 A DAY

01 _____ ☐
02 _____ ☐
03 _____ ☐
04 _____ ☐
05 _____ ☐

HABIT TRACKER

- _____
- _____
- _____
- _____
- _____

NOTE

_____
_____
_____
_____
_____

DAILY ACTION PLANNER
BON APPETIT !

DATE: _____

M	T	W	T	F	S	S

TO DO LIST

- _____
- _____
- _____
- _____
- _____
- _____
- _____
- _____
- _____
- _____

MUST GET DONE

01 _____
02 _____
03 _____

APPOINTMENTS

TIME	ADDITIONAL INFO
_____	_____
_____	_____
_____	_____
_____	_____

WATER INTAKE

COLOUR IN EVERY GLASS TAKEN

BRAIN DUMP
EMPTY IT ALL OUT

BREAKFAST

LUNCH

DINNER

HEALTH
PICK OUT YOUR 5 A DAY

01 _____ ☐
02 _____ ☐
03 _____ ☐
04 _____ ☐
05 _____ ☐

HABIT TRACKER

- _____
- _____
- _____
- _____
- _____

NOTE

_____
_____
_____
_____
_____

DAILY ACTION PLANNER
BON APPETIT !

DATE: _____

M	T	W	T	F	S	S

TO DO LIST

- _____
- _____
- _____
- _____
- _____
- _____
- _____
- _____
- _____
- _____

MUST GET DONE

01 _____
02 _____
03 _____

APPOINTMENTS

TIME	ADDITIONAL INFO
_____	_____
_____	_____
_____	_____
_____	_____

WATER INTAKE

COLOUR IN EVERY GLASS TAKEN

BREAKFAST

BRAIN DUMP
EMPTY IT ALL OUT

LUNCH

DINNER

HEALTH
PICK OUT YOUR 5 A DAY

01 _____ ☐
02 _____ ☐
03 _____ ☐
04 _____ ☐
05 _____ ☐

HABIT TRACKER

- _____
- _____
- _____
- _____
- _____

NOTE

_____
_____
_____
_____
_____

DAILY ACTION PLANNER
BON APPETIT !

DATE: _____

M	T	W	T	F	S	S

TO DO LIST

○ _____
○ _____
○ _____
○ _____
○ _____
○ _____
○ _____
○ _____
○ _____
○ _____

MUST GET DONE

01 _____
02 _____
03 _____

APPOINTMENTS

TIME	ADDITIONAL INFO
_____	_____
_____	_____
_____	_____
_____	_____

WATER INTAKE

COLOUR IN EVERY GLASS TAKEN

BREAKFAST

BRAIN DUMP
EMPTY IT ALL OUT

LUNCH

DINNER

HEALTH
PICK OUT YOUR 5 A DAY

01 _____ ☐
02 _____ ☐
03 _____ ☐
04 _____ ☐
05 _____ ☐

HABIT TRACKER

● _____
● _____
● _____
● _____
● _____

NOTE

_____
_____
_____
_____
_____

DAILY ACTION PLANNER
BON APPETIT !

DATE: _____

| M | T | W | T | F | S | S |

TO DO LIST

- _____
- _____
- _____
- _____
- _____
- _____
- _____
- _____
- _____
- _____

MUST GET DONE

01 _____
02 _____
03 _____

APPOINTMENTS

TIME	ADDITIONAL INFO
_____	_____
_____	_____
_____	_____
_____	_____

WATER INTAKE

COLOUR IN EVERY GLASS TAKEN

BRAIN DUMP
EMPTY IT ALL OUT

BREAKFAST

LUNCH

DINNER

HEALTH
PICK OUT YOUR 5 A DAY

01 _____ ☐
02 _____ ☐
03 _____ ☐
04 _____ ☐
05 _____ ☐

HABIT TRACKER

- _____
- _____
- _____
- _____
- _____

NOTE

_____
_____
_____
_____
_____

DAILY ACTION PLANNER
BON APPETIT !

DATE: _____

M	T	W	T	F	S	S

TO DO LIST

- ○ _____
- ○ _____
- ○ _____
- ○ _____
- ○ _____
- ○ _____
- ○ _____
- ○ _____
- ○ _____
- ○ _____

MUST GET DONE

01 _____
02 _____
03 _____

APPOINTMENTS

TIME	ADDITIONAL INFO
_____	_____
_____	_____
_____	_____
_____	_____

WATER INTAKE

COLOUR IN EVERY GLASS TAKEN

BREAKFAST

BRAIN DUMP
EMPTY IT ALL OUT

LUNCH

DINNER

HEALTH
PICK OUT YOUR 5 A DAY

01 _____ ☐
02 _____ ☐
03 _____ ☐
04 _____ ☐
05 _____ ☐

HABIT TRACKER

- _____
- _____
- _____
- _____
- _____

NOTE

_____
_____
_____
_____

DAILY ACTION PLANNER
BON APPETIT !

DATE: _____

| M | T | W | T | F | S | S |

TO DO LIST

○ _____
○ _____
○ _____
○ _____
○ _____
○ _____
○ _____
○ _____
○ _____
○ _____

MUST GET DONE

01 _____
02 _____
03 _____

APPOINTMENTS

TIME	ADDITIONAL INFO
_____	_____
_____	_____
_____	_____
_____	_____

WATER INTAKE

○ ○ ○ ○ ○ ○ ○

COLOUR IN EVERY GLASS TAKEN

BRAIN DUMP
EMPTY IT ALL OUT

BREAKFAST

LUNCH

DINNER

HEALTH
PICK OUT YOUR 5 A DAY

01 _____ ☐
02 _____ ☐
03 _____ ☐
04 _____ ☐
05 _____ ☐

HABIT TRACKER

• _____
• _____
• _____
• _____
• _____

NOTE

_____
_____
_____
_____
_____

DAILY ACTION PLANNER
BON APPETIT !

DATE: _____

| M | T | W | T | F | S | S |

TO DO LIST

- _____
- _____
- _____
- _____
- _____
- _____
- _____
- _____
- _____
- _____

MUST GET DONE

01 _____
02 _____
03 _____

APPOINTMENTS

TIME	ADDITIONAL INFO
_____	_____
_____	_____
_____	_____
_____	_____
_____	_____

WATER INTAKE

COLOUR IN EVERY GLASS TAKEN

BRAIN DUMP
EMPTY IT ALL OUT

BREAKFAST

LUNCH

DINNER

HEALTH
PICK OUT YOUR 5 A DAY

01 _____ ☐
02 _____ ☐
03 _____ ☐
04 _____ ☐
05 _____ ☐

HABIT TRACKER

- _____
- _____
- _____
- _____
- _____

NOTE

_____
_____
_____
_____
_____

DAILY ACTION PLANNER
BON APPETIT !

DATE: _____

| M | T | W | T | F | S | S |

TO DO LIST

- ○ _____
- ○ _____
- ○ _____
- ○ _____
- ○ _____
- ○ _____
- ○ _____
- ○ _____
- ○ _____
- ○ _____

MUST GET DONE

01 _____
02 _____
03 _____

APPOINTMENTS

TIME	ADDITIONAL INFO
_____	_____
_____	_____
_____	_____
_____	_____

WATER INTAKE

COLOUR IN EVERY GLASS TAKEN

BREAKFAST

BRAIN DUMP
EMPTY IT ALL OUT

LUNCH

DINNER

HEALTH
PICK OUT YOUR 5 A DAY

01 _____ ☐
02 _____ ☐
03 _____ ☐
04 _____ ☐
05 _____ ☐

HABIT TRACKER

- ● _____
- ● _____
- ● _____
- ● _____
- ● _____

NOTE

_____
_____
_____
_____
_____

DAILY ACTION PLANNER
BON APPETIT !

DATE: _____

| M | T | W | T | F | S | S |

TO DO LIST

- _____
- _____
- _____
- _____
- _____
- _____
- _____
- _____
- _____
- _____

MUST GET DONE

01 _____
02 _____
03 _____

APPOINTMENTS

TIME	ADDITIONAL INFO
_____	_____
_____	_____
_____	_____
_____	_____

WATER INTAKE

COLOUR IN EVERY GLASS TAKEN

BREAKFAST

BRAIN DUMP
EMPTY IT ALL OUT

LUNCH

DINNER

HEALTH
PICK OUT YOUR 5 A DAY

01 _____ ☐
02 _____ ☐
03 _____ ☐
04 _____ ☐
05 _____ ☐

HABIT TRACKER

- _____
- _____
- _____
- _____
- _____

NOTE

_____
_____
_____
_____

DAILY ACTION PLANNER
BON APPETIT !

DATE:_____

| M | T | W | T | F | S | S |

TO DO LIST

- _____
- _____
- _____
- _____
- _____
- _____
- _____
- _____
- _____
- _____

MUST GET DONE

01 _____
02 _____
03 _____

APPOINTMENTS

TIME	ADDITIONAL INFO
_____	_____
_____	_____
_____	_____
_____	_____

WATER INTAKE

COLOUR IN EVERY GLASS TAKEN

BRAIN DUMP
EMPTY IT ALL OUT

BREAKFAST

LUNCH

DINNER

HEALTH
PICK OUT YOUR 5 A DAY

01 _____ ☐
02 _____ ☐
03 _____ ☐
04 _____ ☐
05 _____ ☐

HABIT TRACKER

- _____
- _____
- _____
- _____
- _____

NOTE

_____
_____
_____
_____
_____

DAILY ACTION PLANNER
BON APPETIT !

DATE:_____

| M | T | W | T | F | S | S |

TO DO LIST

- _____
- _____
- _____
- _____
- _____
- _____
- _____
- _____
- _____
- _____

MUST GET DONE

01 _____
02 _____
03 _____

APPOINTMENTS

TIME	ADDITIONAL INFO
_____	_____
_____	_____
_____	_____
_____	_____

WATER INTAKE

COLOUR IN EVERY GLASS TAKEN

BREAKFAST

BRAIN DUMP
EMPTY IT ALL OUT

LUNCH

DINNER

HEALTH
PICK OUT YOUR 5 A DAY

01 _____ ☐
02 _____ ☐
03 _____ ☐
04 _____ ☐
05 _____ ☐

HABIT TRACKER

- _____
- _____
- _____
- _____
- _____

NOTE

_____
_____
_____
_____
_____

DAILY ACTION PLANNER
BON APPETIT !

DATE: _____

M	T	W	T	F	S	S

TO DO LIST

- _____
- _____
- _____
- _____
- _____
- _____
- _____
- _____
- _____
- _____

MUST GET DONE

01 _____
02 _____
03 _____

APPOINTMENTS

TIME	ADDITIONAL INFO
_____	_____
_____	_____
_____	_____
_____	_____

WATER INTAKE

COLOUR IN EVERY GLASS TAKEN

BREAKFAST

BRAIN DUMP
EMPTY IT ALL OUT

LUNCH

DINNER

HEALTH
PICK OUT YOUR 5 A DAY

01 _____ ☐
02 _____ ☐
03 _____ ☐
04 _____ ☐
05 _____ ☐

HABIT TRACKER

- _____
- _____
- _____
- _____
- _____

NOTE

_____
_____
_____
_____
_____

DAILY ACTION PLANNER
BON APPETIT !

DATE: _____

| M | T | W | T | F | S | S |

TO DO LIST

o _____
o _____
o _____
o _____
o _____
o _____
o _____
o _____
o _____
o _____

MUST GET DONE

01 _____
02 _____
03 _____

APPOINTMENTS

TIME	ADDITIONAL INFO
_____	_____
_____	_____
_____	_____
_____	_____

WATER INTAKE

COLOUR IN EVERY GLASS TAKEN

BRAIN DUMP
EMPTY IT ALL OUT

BREAKFAST

LUNCH

DINNER

HEALTH
PICK OUT YOUR 5 A DAY

01 _____ ☐
02 _____ ☐
03 _____ ☐
04 _____ ☐
05 _____ ☐

HABIT TRACKER

• _____
• _____
• _____
• _____
• _____

NOTE

_____
_____
_____
_____
_____

DAILY ACTION PLANNER
BON APPETIT !

DATE: _____

| M | T | W | T | F | S | S |

TO DO LIST

- _____
- _____
- _____
- _____
- _____
- _____
- _____
- _____
- _____
- _____

MUST GET DONE

01 _____
02 _____
03 _____

APPOINTMENTS

TIME	ADDITIONAL INFO
_____	_____
_____	_____
_____	_____
_____	_____

WATER INTAKE

COLOUR IN EVERY GLASS TAKEN

BRAIN DUMP
EMPTY IT ALL OUT

BREAKFAST

LUNCH

DINNER

HEALTH
PICK OUT YOUR 5 A DAY

01 _____ ☐
02 _____ ☐
03 _____ ☐
04 _____ ☐
05 _____ ☐

HABIT TRACKER

- _____
- _____
- _____
- _____
- _____

NOTE

_____
_____
_____
_____
_____

DAILY ACTION PLANNER
BON APPETIT !

DATE: _____

M	T	W	T	F	S	S

TO DO LIST

- _____
- _____
- _____
- _____
- _____
- _____
- _____
- _____
- _____
- _____

MUST GET DONE

01 _____
02 _____
03 _____

APPOINTMENTS

TIME	ADDITIONAL INFO
_____	_____
_____	_____
_____	_____
_____	_____

WATER INTAKE

COLOUR IN EVERY GLASS TAKEN

BREAKFAST

BRAIN DUMP
EMPTY IT ALL OUT

LUNCH

DINNER

HEALTH
PICK OUT YOUR 5 A DAY

01 _____ ☐
02 _____ ☐
03 _____ ☐
04 _____ ☐
05 _____ ☐

HABIT TRACKER

- _____
- _____
- _____
- _____
- _____

NOTE

_____
_____
_____
_____
_____

DAILY ACTION PLANNER
BON APPETIT !

DATE:_____

| M | T | W | T | F | S | S |

TO DO LIST

- _____
- _____
- _____
- _____
- _____
- _____
- _____
- _____
- _____
- _____

MUST GET DONE

01 _____
02 _____
03 _____

APPOINTMENTS

TIME	ADDITIONAL INFO
_____	_____
_____	_____
_____	_____
_____	_____

WATER INTAKE

COLOUR IN EVERY GLASS TAKEN

BRAIN DUMP
EMPTY IT ALL OUT

BREAKFAST

LUNCH

DINNER

HEALTH
PICK OUT YOUR 5 A DAY

01 _____ ☐
02 _____ ☐
03 _____ ☐
04 _____ ☐
05 _____ ☐

HABIT TRACKER

- _____
- _____
- _____
- _____
- _____

NOTE

_____
_____
_____
_____
_____

DAILY ACTION PLANNER
BON APPETIT !

DATE: _____

| M | T | W | T | F | S | S |

TO DO LIST

- ○ _____
- ○ _____
- ○ _____
- ○ _____
- ○ _____
- ○ _____
- ○ _____
- ○ _____
- ○ _____
- ○ _____

MUST GET DONE

01 _____
02 _____
03 _____

APPOINTMENTS

TIME	ADDITIONAL INFO
_____	_____
_____	_____
_____	_____

WATER INTAKE

COLOUR IN EVERY GLASS TAKEN

BRAIN DUMP
EMPTY IT ALL OUT

BREAKFAST

LUNCH

DINNER

HEALTH
PICK OUT YOUR 5 A DAY

01 _____ ☐
02 _____ ☐
03 _____ ☐
04 _____ ☐
05 _____ ☐

HABIT TRACKER

- ● _____
- ● _____
- ● _____
- ● _____
- ● _____

NOTE

_____
_____
_____
_____
_____

DAILY ACTION PLANNER
BON APPETIT !

DATE: _____

| M | T | W | T | F | S | S |

TO DO LIST

- _____
- _____
- _____
- _____
- _____
- _____
- _____
- _____
- _____
- _____

MUST GET DONE

01 _____
02 _____
03 _____

APPOINTMENTS

TIME	ADDITIONAL INFO
_____	_____
_____	_____
_____	_____
_____	_____

WATER INTAKE

COLOUR IN EVERY GLASS TAKEN

BREAKFAST

BRAIN DUMP
EMPTY IT ALL OUT

LUNCH

DINNER

HEALTH
PICK OUT YOUR 5 A DAY

01 _____ ☐
02 _____ ☐
03 _____ ☐
04 _____ ☐
05 _____ ☐

HABIT TRACKER

- _____
- _____
- _____
- _____
- _____

NOTE

_____
_____
_____
_____

DAILY ACTION PLANNER
BON APPETIT !

DATE:_____

| M | T | W | T | F | S | S |

TO DO LIST

- _____
- _____
- _____
- _____
- _____
- _____
- _____
- _____
- _____
- _____

MUST GET DONE

01 _____
02 _____
03 _____

APPOINTMENTS

TIME	ADDITIONAL INFO
_____	_____
_____	_____
_____	_____
_____	_____
_____	_____

WATER INTAKE

COLOUR IN EVERY GLASS TAKEN

BRAIN DUMP
EMPTY IT ALL OUT

BREAKFAST

LUNCH

DINNER

HEALTH
PICK OUT YOUR 5 A DAY

01 _____ ☐
02 _____ ☐
03 _____ ☐
04 _____ ☐
05 _____ ☐

HABIT TRACKER

- _____
- _____
- _____
- _____
- _____

NOTE

_____
_____
_____
_____
_____

DAILY ACTION PLANNER
BON APPETIT !

DATE:_____

M	T	W	T	F	S	S

TO DO LIST

- _____
- _____
- _____
- _____
- _____
- _____
- _____
- _____
- _____
- _____

MUST GET DONE

01 _____
02 _____
03 _____

APPOINTMENTS

TIME	ADDITIONAL INFO
_____	_____
_____	_____
_____	_____
_____	_____
_____	_____

WATER INTAKE

COLOUR IN EVERY GLASS TAKEN

BRAIN DUMP
EMPTY IT ALL OUT

BREAKFAST

LUNCH

DINNER

HEALTH
PICK OUT YOUR 5 A DAY

01 _____ ☐
02 _____ ☐
03 _____ ☐
04 _____ ☐
05 _____ ☐

HABIT TRACKER

- _____
- _____
- _____
- _____
- _____

NOTE

_____
_____
_____
_____
_____

DAILY ACTION PLANNER
BON APPETIT !

DATE: _____

M	T	W	T	F	S	S

TO DO LIST

- _____
- _____
- _____
- _____
- _____
- _____
- _____
- _____
- _____
- _____

MUST GET DONE

01 _____
02 _____
03 _____

APPOINTMENTS

TIME	ADDITIONAL INFO
_____	_____
_____	_____
_____	_____
_____	_____

WATER INTAKE

COLOUR IN EVERY GLASS TAKEN

BREAKFAST

BRAIN DUMP
EMPTY IT ALL OUT

LUNCH

DINNER

HEALTH
PICK OUT YOUR 5 A DAY

01 _____ ☐
02 _____ ☐
03 _____ ☐
04 _____ ☐
05 _____ ☐

HABIT TRACKER

- _____
- _____
- _____
- _____
- _____

NOTE

_____
_____
_____
_____
_____

DAILY ACTION PLANNER
BON APPETIT !

DATE: _____

| M | T | W | T | F | S | S |

TO DO LIST

- _____
- _____
- _____
- _____
- _____
- _____
- _____
- _____
- _____
- _____

MUST GET DONE

01 _____
02 _____
03 _____

APPOINTMENTS

TIME	ADDITIONAL INFO
_____	_____
_____	_____
_____	_____
_____	_____

WATER INTAKE

COLOUR IN EVERY GLASS TAKEN

BREAKFAST

BRAIN DUMP
EMPTY IT ALL OUT

LUNCH

DINNER

HEALTH
PICK OUT YOUR 5 A DAY

01 _____ ☐
02 _____ ☐
03 _____ ☐
04 _____ ☐
05 _____ ☐

HABIT TRACKER

- _____
- _____
- _____
- _____
- _____

NOTE

_____
_____
_____
_____
_____

DAILY ACTION PLANNER
BON APPETIT !

DATE:_____

| M | T | W | T | F | S | S |

TO DO LIST

- ○ _____
- ○ _____
- ○ _____
- ○ _____
- ○ _____
- ○ _____
- ○ _____
- ○ _____
- ○ _____
- ○ _____

MUST GET DONE

01 _____
02 _____
03 _____

APPOINTMENTS

TIME	ADDITIONAL INFO
_____	_____
_____	_____
_____	_____
_____	_____

WATER INTAKE

COLOUR IN EVERY GLASS TAKEN

BRAIN DUMP
EMPTY IT ALL OUT

BREAKFAST

LUNCH

DINNER

HEALTH
PICK OUT YOUR 5 A DAY

01 _____ ☐
02 _____ ☐
03 _____ ☐
04 _____ ☐
05 _____ ☐

HABIT TRACKER

- ● _____
- ● _____
- ● _____
- ● _____
- ● _____

NOTE

_____
_____
_____
_____
_____

DAILY ACTION PLANNER
BON APPETIT !

DATE: _____

| M | T | W | T | F | S | S |

TO DO LIST

- _____
- _____
- _____
- _____
- _____
- _____
- _____
- _____
- _____
- _____

MUST GET DONE

01 _____
02 _____
03 _____

APPOINTMENTS

TIME	ADDITIONAL INFO
_____	_____
_____	_____
_____	_____
_____	_____
_____	_____

WATER INTAKE

COLOUR IN EVERY GLASS TAKEN

BREAKFAST

BRAIN DUMP
EMPTY IT ALL OUT

LUNCH

DINNER

HEALTH
PICK OUT YOUR 5 A DAY

01 _____ ☐
02 _____ ☐
03 _____ ☐
04 _____ ☐
05 _____ ☐

HABIT TRACKER

- _____
- _____
- _____
- _____
- _____

NOTE

_____
_____
_____
_____
_____

DAILY ACTION PLANNER
BON APPETIT !

DATE: _____

M	T	W	T	F	S	S

TO DO LIST

- ○ _____
- ○ _____
- ○ _____
- ○ _____
- ○ _____
- ○ _____
- ○ _____
- ○ _____
- ○ _____
- ○ _____

MUST GET DONE

01 _____
02 _____
03 _____

APPOINTMENTS

TIME	ADDITIONAL INFO
_____	_____
_____	_____
_____	_____
_____	_____

WATER INTAKE

◇ ◇ ◇ ◇ ◇ ◇ ◇ ◇

COLOUR IN EVERY GLASS TAKEN

BRAIN DUMP
EMPTY IT ALL OUT

BREAKFAST

LUNCH

DINNER

HEALTH
PICK OUT YOUR 5 A DAY

01 _____ ☐
02 _____ ☐
03 _____ ☐
04 _____ ☐
05 _____ ☐

HABIT TRACKER

- • _____
- • _____
- • _____
- • _____
- • _____

NOTE

_____
_____
_____
_____
_____

DAILY ACTION PLANNER
BON APPETIT !

DATE: _____

| M | T | W | T | F | S | S |

TO DO LIST

- _____
- _____
- _____
- _____
- _____
- _____
- _____
- _____
- _____
- _____

MUST GET DONE

01 _____
02 _____
03 _____

APPOINTMENTS

TIME	ADDITIONAL INFO
_____	_____
_____	_____
_____	_____
_____	_____

WATER INTAKE

COLOUR IN EVERY GLASS TAKEN

BRAIN DUMP
EMPTY IT ALL OUT

BREAKFAST

LUNCH

DINNER

HEALTH
PICK OUT YOUR 5 A DAY

01 _____ ☐
02 _____ ☐
03 _____ ☐
04 _____ ☐
05 _____ ☐

HABIT TRACKER

- _____
- _____
- _____
- _____
- _____

NOTE

_____
_____
_____
_____
_____

DAILY ACTION PLANNER
BON APPETIT !

DATE: _____

| M | T | W | T | F | S | S |

TO DO LIST

- _____
- _____
- _____
- _____
- _____
- _____
- _____
- _____
- _____
- _____

MUST GET DONE

01 _____
02 _____
03 _____

APPOINTMENTS

TIME	ADDITIONAL INFO
_____	_____
_____	_____
_____	_____
_____	_____

WATER INTAKE

COLOUR IN EVERY GLASS TAKEN

BREAKFAST

BRAIN DUMP
EMPTY IT ALL OUT

LUNCH

DINNER

HEALTH
PICK OUT YOUR 5 A DAY

01 _____ ☐
02 _____ ☐
03 _____ ☐
04 _____ ☐
05 _____ ☐

HABIT TRACKER

- _____
- _____
- _____
- _____
- _____

NOTE

_____
_____
_____
_____
_____

DAILY ACTION PLANNER
BON APPETIT !

DATE:_____

M	T	W	T	F	S	S

TO DO LIST

- ○ _____
- ○ _____
- ○ _____
- ○ _____
- ○ _____
- ○ _____
- ○ _____
- ○ _____
- ○ _____
- ○ _____

MUST GET DONE

01 _____
02 _____
03 _____

APPOINTMENTS

TIME	ADDITIONAL INFO
_____	_____
_____	_____
_____	_____
_____	_____

WATER INTAKE

COLOUR IN EVERY GLASS TAKEN

BREAKFAST

BRAIN DUMP
EMPTY IT ALL OUT

LUNCH

DINNER

HEALTH
PICK OUT YOUR 5 A DAY

01 _____ ☐
02 _____ ☐
03 _____ ☐
04 _____ ☐
05 _____ ☐

HABIT TRACKER

- ● _____
- ● _____
- ● _____
- ● _____
- ● _____

NOTE

_____
_____
_____
_____
_____

DAILY ACTION PLANNER
BON APPETIT !

DATE: _____

| M | T | W | T | F | S | S |

TO DO LIST

- ○ _____
- ○ _____
- ○ _____
- ○ _____
- ○ _____
- ○ _____
- ○ _____
- ○ _____
- ○ _____
- ○ _____

MUST GET DONE

01 _____
02 _____
03 _____

APPOINTMENTS

TIME	ADDITIONAL INFO
_____	_____
_____	_____
_____	_____
_____	_____

WATER INTAKE

COLOUR IN EVERY GLASS TAKEN

BRAIN DUMP
EMPTY IT ALL OUT

BREAKFAST

LUNCH

DINNER

HEALTH
PICK OUT YOUR 5 A DAY

01 _____ ☐
02 _____ ☐
03 _____ ☐
04 _____ ☐
05 _____ ☐

HABIT TRACKER

- • _____
- • _____
- • _____
- • _____
- • _____

NOTE

_____
_____
_____
_____

DAILY ACTION PLANNER
BON APPETIT !

DATE: _____

M	T	W	T	F	S	S

TO DO LIST

- ○ _____
- ○ _____
- ○ _____
- ○ _____
- ○ _____
- ○ _____
- ○ _____
- ○ _____
- ○ _____
- ○ _____

MUST GET DONE

01 _____
02 _____
03 _____

APPOINTMENTS

TIME	ADDITIONAL INFO
_____	_____
_____	_____
_____	_____
_____	_____

WATER INTAKE

COLOUR IN EVERY GLASS TAKEN

BREAKFAST

LUNCH

DINNER

BRAIN DUMP
EMPTY IT ALL OUT

HEALTH
PICK OUT YOUR 5 A DAY

01 _____ ☐
02 _____ ☐
03 _____ ☐
04 _____ ☐
05 _____ ☐

HABIT TRACKER

- • _____
- • _____
- • _____
- • _____
- • _____

NOTE

_____
_____
_____
_____

Printed in Great Britain
by Amazon

37634305R00071